기적의 야채즙 건강법

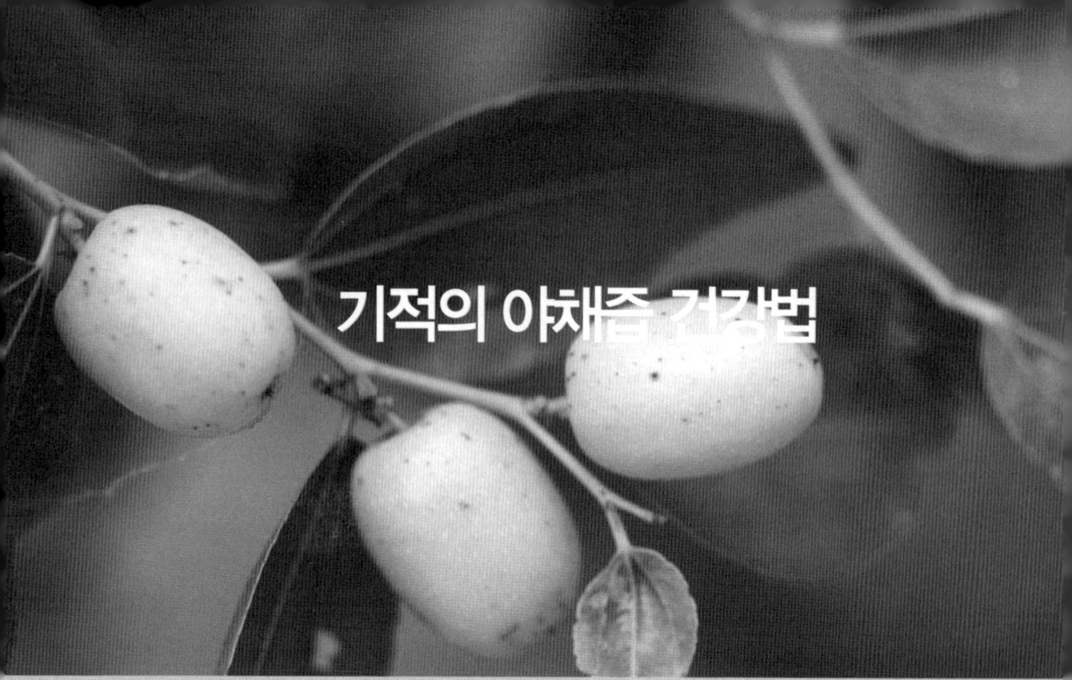

기적의 야채즙 건강법

노만 워커 / 다테이시 가즈 공저
홍석연 편역

문지사

머리말

'서양 의학의 아버지'라 불리는 히포크라테스는 "의사가 못 고치는 병은 어떤 명의名醫도 소용없고, 먹거리로 낫지 못하는 병은 어떤 명약名藥도 듣지 않는다"고 말했다.

오늘날은 온갖 공해 물질이 범람하여 인간의 수명을 위협하고 있으며, 특히 암이나 고혈압, 당뇨병 같은 생활 습관병이 많이 발생하고 있다.

서양 의약에서도 예전에는 약물요법 · 자연요법 · 심리요법 · 정체요법 (마사지) 등으로 환자를 치료하였으나, 지금은 오직 약물요법에 의존하고 있는 경향이다. 약물요법이란 병의 증세를 일시적으로 완화시키는 대증요법이고, 자연요법은 배제되었다. 그러므로 치료의 불균형을 이루는 주된 요인으로 작용하였다.

야채는 우리 주위에서 흔히 찾아볼 수 있는 먹거리 소재로 인간 생명의 근원이 되는 다량의 성분이 함유되어 있다. 이에 대해 일부 학자들은 인간의 몸을 구성하고 있는 물질을 오랫동안 연구하여 그 효능을 밝혀 내어 화학적으로 어떠한 형태로 건강이 유지되는가를 고찰하는 일부터 시작하여 과일과 야채를 이용한 주스와 즙을 개발하여 많은 환자들을 치료하여 큰 반향을 불러일으켰다.

과일 주스와 야채즙을 복용하여 말기 암환자가 완치되는가 하면, 치매·내장질환·비뇨질환·류머티즘·피부와 기관지 계통의 질환에 탁월한 효과를 거두어 세계적으로 큰 주목을 받았다.

이 책은 노만 워커N. W. Waker 박사가 주도하는 미국의 영양학실험 연구소에서 오랫동안 과일주스, 야채즙에 대한 각종 질환 연구 성과에서 얻은 이론을 참고하였으며, 일본에서 야채즙을 이용한 건강법을 창시하여 큰 반향을 일으킨 다테이시 가즈 예방의학연구 소장의 야채즙 복용법을 소개하였다.

한편 과일·야채즙을 복용하고 각종 질환을 완치한 사람들의 체험 사례와 암·당뇨병·동맥경화 등을 비롯한 150여 가지의 치료 방법 등이 실려 있어, 이 책에서 지시한 대로 복용하면 여러분의 건강증진에 크게 도움이 될 것으로 믿는다.

편역자 씀

목차

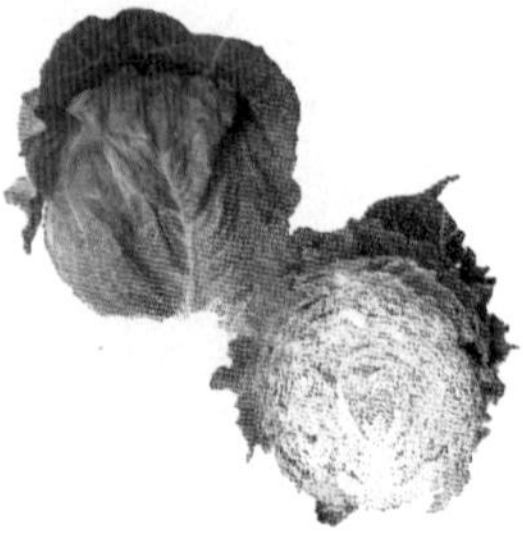

1
왜 야채즙을 먹어야 할까

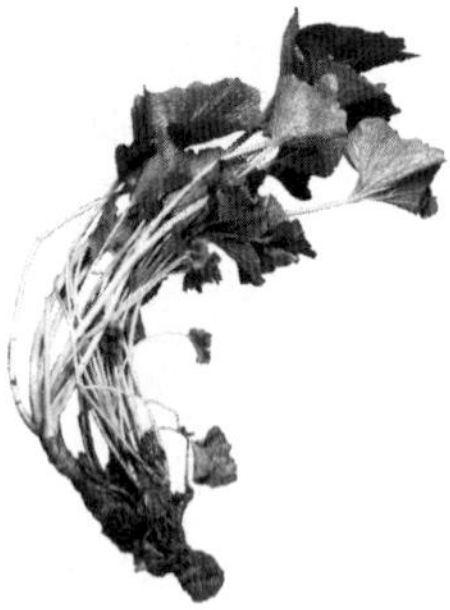

2
야채즙의 효능 믿어도 좋다

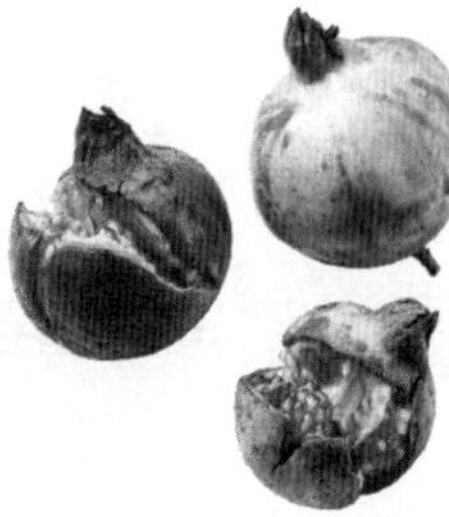

3
야채즙은 만성질환을 다스린다

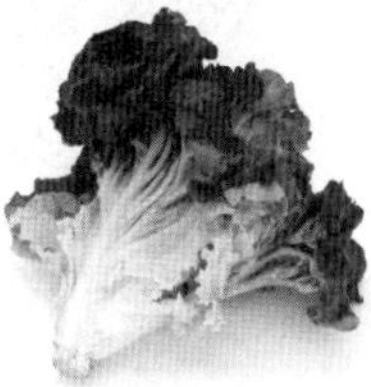

4
다양한 야채즙 만들기

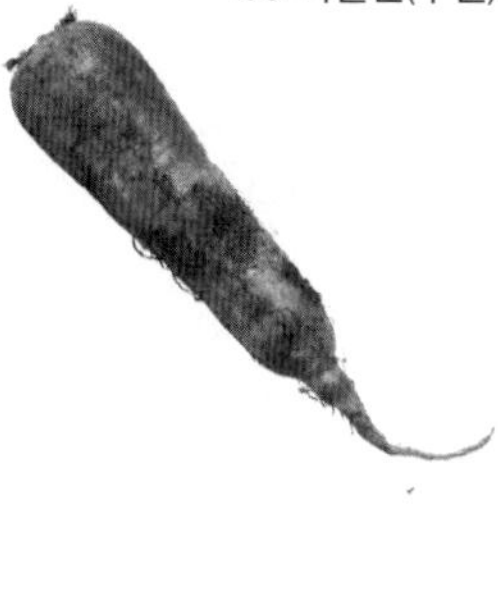

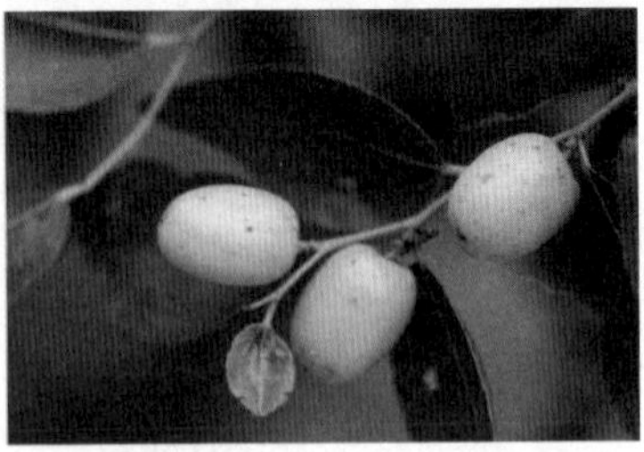

5
각종 질환의 야채즙 처방전

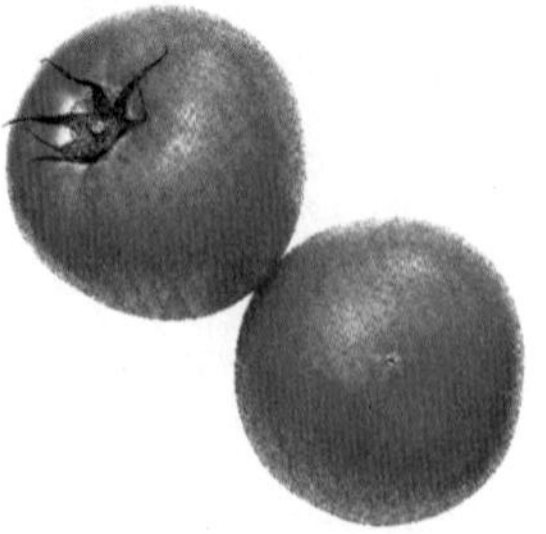

6

7

야채즙 복용 체험사례들

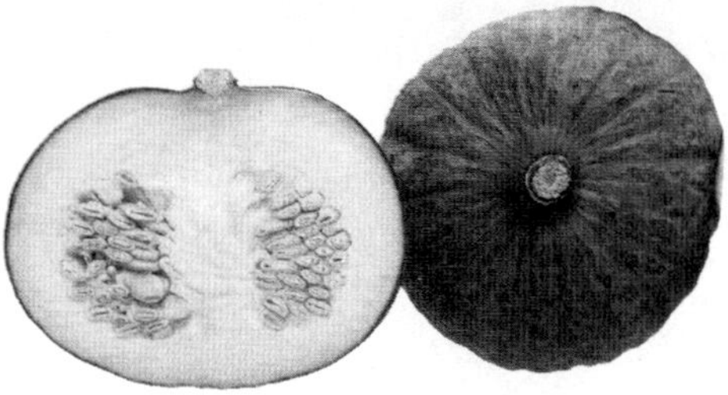

1

왜 야채즙을 먹어야 할까

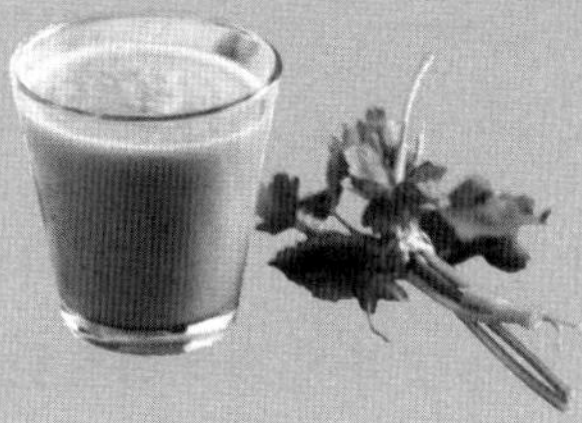

01

당신의 몸에 필요한 영양소는 무엇일까

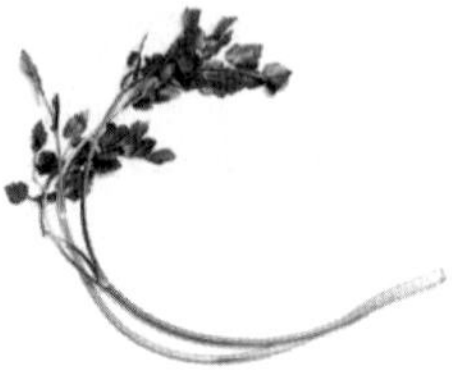

만일 날마다 신선한 야채즙이나 과일 주스를 충분히 마시지 않으면, 내 몸의 영양에 절대적으로 필요한 효소라는 성분이 사라지고 만다.

그렇다면 당신은 어떤 방법을 취하겠는가?

당신의 건강을 유지할 수 있는 것은 오직 당신만이 해결할 수 있는 문제이다. 그렇다면 당신이 날마다 먹고 있는 음식물은 몸 안에서 어떻게 되는 것일까?

당신의 몸은 수십 억만 개의 작은 세포로 구성되어 있다. 그러므로 당신은 바로 이 세포 때문에 생명을 유지하는 것이다. 그러므로 이 세포는 날마다 새로운 영양을 필요로 하고 있다. 따라서 당신이 먹는 음식물이 당신의 몸에 영양이 되는지, 아니면 영양 부족을 일으키게 되는지는 오직, 당신 자신에게 달려 있는 생명의 문제이다.

우리 몸을 건강하게 지켜 주는 가장 필요한 영양 성분은 우리들이 먹고 있는 음식물 중 생명력 있는 원소인데, 이것을 '효소'라고 부른다.

다른 말로 표현하면, 우리들이 생명을 유지하면서 살아가게 해 주는 물질이라고 할 수 있는데, 이것은 식물의 씨앗 속에 포함되어 있으며, 새 식물로 성장할 수 있는 생명력을 간직하고 있는 요소로 이것이 생의 본질인 효소이다.

효소는 매우 복잡한 구조를 가진 물질이지만, 우리들이 먹은 음식물을 소화시키고, 또 그 소화된 물질을 피에 흡수되도록 도와주는 역할을 한다. 한편 암 같은 난치병을 치유해 줄 수 있는 것도 효소라고 말하고 있다.

그러나 효소가 이와 같은 작용을 하기 위해서는 어떤 종류의 유기체 물질이 필요하다. 효소는 이런 유기체의 물질은 가지고 있지 않지만 불완전한 물질로 하여금 활성을 갖게 할 수 있는 힘을 가지고 있다.

이것은 볼트 · 암페어 · 와트 등으로 표시하는 전기적 힘을 가지고 있는 것과 같다고 설명할 수 있다. 그러므로 효소는 우리가 보통 말하는 물질은 아니다.

말하자면 효소는 생명 본질의 '우주 에너지'라고 할 수 있는데, 이것은 우리들 몸이나 식물, 어떤 형태의 생명에서의 모든 원자들의 활동력 속에 포함되어 있다.

이런 사실을 깨달았다면, 우리들이 날마다 먹는 음식물을 잘 선택해야 한다는 이유를 이해할 것이다. 더구나 우리들은 꼭 신선한 자연 식품, 말하자면 가열하지 않고, 요리하지 않은 날것 그대로의 식품을 먹어야만 한다는 이유도 설명될 것이다.

우리들의 몸이나 식물, 나무 열매나 씨앗들은 모두 산 것 아니면, 죽은 것이다. 모든 생명체는 삶과 죽음을 동시에 가질 수는 없다. 그러므로 생명이 있는 곳에는 반드시 효소가 있다고 말할 수 있다.

그런데 이 효소는 온도에 몹시 민감하다. 예컨대 온도가 약 섭씨 50도 이상에서는 그 힘이 굉장히 느리다. 마치 우리 몸이 뜨거운 목욕탕에서 축 늘어져 있는 현상과 같다. 그리고 섭씨 55도에서는 죽어 버린다.

식물 씨앗 중에 있는 효소는 마치 잠을 자고 있는 상태로 머물러 있는 것이므로 죽은 것이 아니다. 여러 가지 조건을 잘 조절하면 수백 년, 수천 년 동안을 죽지 않고 살아있을 수 있다.

실제로 지구의 가장 북쪽 지역인 시베리아 지방이나 다른 빙하 지방 같은 곳에서 약 5만 년 전에 갑작스런 변동으로 얼음으로 냉각된 유사시대 이전의 동물의 사체 속에 효소가 그대로 남아 있는 것을 볼 수 있으며, 그것을 우리들의 체온 정도로 녹여주면 효소로서의 활동력을 가지게 되는 것을 발견하였다.

그러므로 이 효소를 우리들이 원하는 낮은 온도에서도 그대로 잘 보존할 수 있도록 관리하고 있다.

생명이나 생명력은 우리 인간이 어떻게 설명할 수가 없으므로, 효소라는 것은 결국 우주 에너지의 본질이라고 말할 수 있으며, 때로는 화학적 변화 즉, 분자나 원자의 변화를 증진시킬 수 있는 활력이라고도 할 수 있다.

그런데 재미있는 것은 이런 화학적 변화가 우리 몸에서 일어나는 동안에 효소 자체는 없어지거나 파괴되지 않고 이 효소의 존재로 하여 어떤 변화가 인체 내에서 일어나게 된다는 것이다.

다른 말로 표현하면, 효소는 하나의 생명의 촉매다. 즉 자기 자체는 아무런 변화를 받지 않고, 다만 다른 물질의 반응을 빨라지게 할 수 있는 힘을 가졌다.

즉, 우리 몸은 음식물을 잘 선택해야 하는 이유와 이론을 깨달은 것으로 보면 된다. 뿐만 아니라 익히지 않은 날것 그대로의 채소나 또는 요리를 하더라도 우리 몸의 세포나 조직에 가장 빨리 가장 효율적으로 영양분이 될 수 있는 상태로 해야 한다는 것을 깨달은 것으로 보면 된다.

모든 생명에 대해, 가장 중요한 법칙은 부족한 부분을 보충해 준다는 것이다. 만일 우리들이 무엇인가 먹지를 않는다면, 얼마 안 가서 더 이상 생명을 유지할 수 없을 것이다. 그러므로 우리들의 몸의 형성에는 반드시 필요한 양분을 보충할 수 있는 음식을 먹어야 하며, 그렇지 않으면 일찍 죽든지, 아니면 병으로 고생할 수밖에 없다.

우리들은 자신의 몸을 만들고 있는 구성 성분인 원소를 날마다 보충해 줌으로써 완전한 건강을 유지할 수 있다. 그러므로 우리는 평온한 마음과 기분을 가지도록 항상 주의하여 먹은 원소들이 영양이 될 수 있도록 노력해야 할 것이다.

항상 화를 내든지 걱정에 휩싸여 욕구불만 속에서 모든 일을 부정적으로 생각하는 마음을 갖고 있다면, 아무리 우리가 우리들의 몸에 필요한 음식물을 먹는다 하더라도, 이것은 우리 몸의 균형과 파괴를 막아주는 역할을 할 수 없을 것이다.

이 '건강의 유지'라는 것은 생명의 기초를 말하는 것이다.

가정에서의 즐거움이나, 일의 성공도 모두가 육체의 건강과 활력에 달려 있다. 그러므로 우리들이 자기 몸에 주는 영향은 항상 생명력이 있는 것, 즉 유기적인 것이어야 한다. 우리들이 먹은 염류나 무기 광물질도, 신체의 세포와 조직 재건과 재생에 쓰여지기 위해서는 반드시 살아 있는 유기체로 이용되어지지 않으면 안 된다.

식물의 생명체를 구성하고 있는 모든 무기 원소들은 태양광선에서 오는 수많은 에너지 원자에 의하여 살아 있는 원소로 변환되어 우리들의 음식물이 되고 있다.

우리들은 과학의 연구 결과로 음식물 중에 포함되어 있는 원소의 종류를 정확하게 분석할 수 있게 되었으며, 또한 이 때문에 우리 몸의 필요에 따라, 이들 원소를 체내에서 조화시킬 수도 있게 되었다.

우리의 몸은 일정한 원소로 구성되어 있는데, 그 중에서 중요한 것은 다음과 같은 것이다.

어떤 긴급한 사고를 제외하고는, 항상 우리 몸의 수리와 재생은 모두 신체 내부에서 이루어져야 한다. 우리들의 피나 세포, 조직이나 내장의 기관이나 선腺, 이 모든 것이 만일 이 같은 원소류를 적당한 비율로 포함하고 있지 않다든지, 또는 이들 원소 중에 그 어느 하나가 부족하게 될 때는 우리들의

산소	칼륨	나트륨	염소
탄소	인	마그네슘	풀루오르
수소	칼륨	철	규소
질소	황	요오드	망간

몸의 균형은 깨어지고 곧 독혈증에 걸리게 된다.

이 같은 균형을 항상 유지하기 위해서는 우리들이 날마다 먹고 있는 음식물이 살아 있는 생명력 있는, 유기적인 원소를 포함하고 있어야 한다. 그런데 이와 같은 원소는 신선한 생야채나 과일 씨앗이나 나무 열매 등에 포함되어 있다는 것을 발견했다.

그 중에서도 산소가 가장 중요한 원소이다. 음식물을 한번 가열하면 산소는 곧 없어진다. 그리고 효소도 약 섭씨 55도에서는 죽어버린다. 영양에 필요한 생명력의 대부분은 파괴되고 마는 것이다.

여러 세대에 걸쳐 수억만 명의 많은 사람들이 가열한 음식물만 먹고 살아왔으며, 오늘날까지도 살고 있다. 그러나 그들이 살고 있다는 것이 가열한 음식물을 먹고 있기 때문이라고는 말할 수 없다. 이런 사람들 가운데 건강이 중독 상태로 말할 수 없이 퇴폐적인 환경에 놓여 있다는 것은 자타가 인정하는 사실이다.

오늘날의 이런 현상을 상기해 보면. 왜 불충분한 병원 시설이 자꾸만 늘어나며, 해마다 수천 파운드의 진통제가 팔리고 있는지, 어째서 심장병 · 당뇨병 · 암 · 폐질환 · 조로 · 요절 등의 사고가 날로 늘어나는가?

우리 몸은 해로운 물질에 대해서 어느 정도 견딜 수 있게 창조되었다. 그러나 우리가 몸에 해로운 것을 먹는다든지 또는 영양이나 균형에 맞지 않는 어떤 음식물을 먹게 되면 반드시 고통을 받게 마련이다. 이럴 경우 우리들은 아픔이나 경련 등으로 경고를 받으며, 병에 걸리거나 인간성까지 상실하게 되는 좋지 않은 일을 당하게 된다.

그러나 이와 같은 증상은 그 즉시 나타나거나 곧장 눈에 보이지 않는다. 이것은 우리들의 몸은 기적에 가까울 만큼 외부의 독성에 견딜 수 있는 능력을 가졌기 때문이다. 자연의 법칙을 어긴 죄도 그 처벌을 받기까지엔 며칠이나 몇 달, 때로는 몇 해가 걸리는 경우도 있다.

자연요법이 어떻게 우리들의 건강을 유지시키고 우리들로 하여금 잘못된 건강을 바로잡을 수 있게 해 주는가를 발견하고, 이런 경건한 방법으로 매일매일을 살아간다면 기쁜 나날을 보낼 수 있는 경험을 하게 될 것이다. 그러나 많은 사람들이 이런 자연법칙을 알지 못한 까닭에 점점 중독 상태에 빠지게 되는 것을 볼 때 너무나 측은하고 안타까운 생각에서 벗어날 수 없다.

만일 견고한 인내심을 가지고 이런 자연법칙을 조금만 더 연구한다면, 우리는 조로라든지 고통이라든지 건강의 파괴라든지 원치 않는 일들로부터 능히 해방될 수 있을 것이다.

02

야채즙의 효능에 대하여

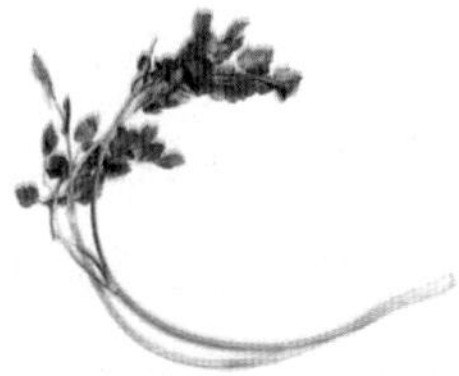

신선한 과일 주스나 야채즙 마시는 까닭을 잘 모르는 사람은, 과일이나 야채를 짜서 남은 섬유질을 버리지 말고, 그대로 왜 먹지 않느냐고 질문할 것이다.

그 대답은 간단하다. 고체 상태의 식품은 이것이 소화되어 우리 몸의 세포나 조직에 영양분이 될 때까지 오랜 시간이 걸리기 때문이다. 음식물 중에 있는 섬유소는 실제적으로 아무런 영양 가치는 없지만, 장이 운동하고 있는 동안 장을 청소해주는 구실을 하고 있다. 그러나 과일이나 야채를 즙으로 만들어 섬유소를 제거해 놓으면, 이런 즙은 곧 소화되어 아주 쉽게 소화기관에 흡수되므로 효과를 얻을 수 있다.

예를 들면, 셀러리는 식염분을 많이 내포하고 있기 때문에 심한 더위를 이겨 낼 수 있게 해 주는 가장 좋은 식품이다. 셀러리가 소화되어 양분이 되기까지에는 상당한 시간이 걸리므로 미리 가열하여 소화 효율을 높여 주는 것이다.

그러나 한 컵 정도의 셀러리의 신선한 주스나 즙을 마시면 더 빠른 시간에 꼭 같은 결과를 얻을 수 있다. 이러한 까닭에 찌는 듯한 사막 지대에서도 그 더위를 몇 번이고 거뜬히 이겨낼 수가 있는 것이다.

야채나 과일은 상당량의 섬유소를 가지고 있는데, 이 섬유소의 틈 속에 우리 몸에 꼭 필요한 영양소인 분자나 원자가 포함되어 있다. 사람 속의 세포나 조직, 기관 또는 우리들의 각 부분의 영양을 재빨리 도울 수 있는 것이 바로 원자나 분자들이며, 신선한 생즙 속에 있는 갖가지 효소들이다.

우리들이 야채나 과일을 가열해서 요리하지 않고 그대로 생으로 먹으면, 이미 말한 바와 같이 그 섬유소는 장을 청소해 주는 일을 하고 있다. 그러나 이런 식품을 가열하면 그 생명력은 곧 파괴되고 만다.

야채나 과일을 가열하면 그 속의 섬유소는 생명력을 잃고 죽는데, 이런 섬유소는 우리의 장을 마치 걸레질하듯이 훑고 내려가면서 장의 벽에 진득거리는 이물질을 씌워 준다. 많은 시간이 흐르면서 이 진득거리는 물질이 많이 쌓이고 또 썩게 되어 중독을 일으킨다. 이렇게 되면 드디어 결장은 그 운동이 느려지고 비틀리게 되며, 변비 · 대장염, 이어서 다른 장애 등이 계속 이어진다.

그러므로 우리들의 몸 조직과 세포가 필요로 하는 모든 원소와 영양적인 효소를 공급해 주는데 가장 좋은 방법은 신선한 생야채즙이라고 할 수 있다.

우리 몸의 모든 조직과 세포는 그들 특유의 효소를 가지고 있는데, 이것들은 우리가 먹은 음식물의 소화와 동화의 일을 돕고 있다. 또한 우리 몸을 구성하고 있는 각 원자나 분자도 효소의 대 공급원이 된다.

예를 들면 우리가 호흡하는 공기는 대체로 20%의 산소와 80%의 질소의 비율로 폐 속으로 들어온다. 또 폐에서 나가는 공기는 주로 탄산과 탄산가스이다. 그러면 공기 중에 있는 질소는 어떻게 되는가?

그에 관한 답은 이렇다. 우리들의 폐에 있는 두 종류의 효소와 공기가 폐의 작은 포도송이 같은 폐포에 들어오면 곧 특수한 일을 시작한다.

즉 옥시다아제oxidase : 산화효소라고 부르는 일종의 효소는 공기로부터 산소를 분리시키고, 또 나이트라아제라고 부르는 다른 종의 효소는 공기로부터 질소를 분리시킨다. 이 산소는 효소의 작용으로 모여서 피로 우리들의 몸을 순환하게 되는 것이며, 질소는 운반 효소의 힘으로 단백질 형성을 위해 몸으로 운반된다.

이 효소는 입 · 위 · 장 모든 기관에 많이 들어 있는데, 그 수는 음식물 속에 있는 원자나 분자에 포함된 효소와 음식물을 소화시키고 동화시키는 데 관련되는 열두 가지 이상의 효소의 수보다 훨씬 더 많다.

03

가열한 음식물의 유해성

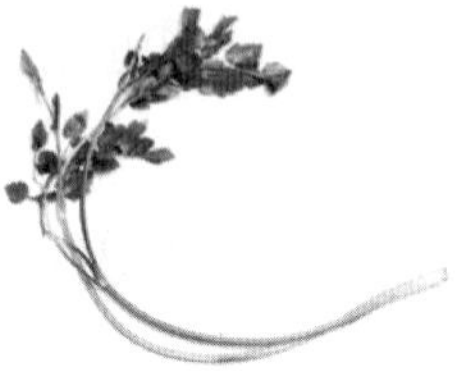

일반적으로 가열한 음식물을 조금씩 먹는 것은 그렇게 해롭지 않다. 그러나 생야채를 충분히 먹지 않는 한 기름에 튀긴 식품은 먹지 않아야 한다.

지금 우리들은 원자력 시대에 살고 있지만 몸과 마음을 방해하며 생존에까지 저해 영향을 주는 가열된 음식물은 많이 먹지 않도록 하는 것이 바람직하다.

다시 말해서 신선한 생야채와 과일 주스만이 우리 몸을, 세포에서 필요한 영양분을 공급해 줄 수 있는 방법이며, 우리 몸에 동화되는 것임을 알아야 한다. 또한 가열하고 조리한 식품은 우리들의 생명을 유지시켜 줄 수는 있어도, 결코 우리 몸에 생명력을 연장시키는 원자를 재생시킬 수 있는 능력이 없다는 사실도 알아야 한다. 이렇게 가열하고 조리한 식품만을 계속 먹으면 우리 몸의 세포와 조직은 그 재생력을 잃고 마침내 파괴되는 것이다.

우리 몸이 언제까지 재생력을 가지고 힘을 잃지 않게 하는데 필요한 약물질은 아직까지 이 세상에는 없다. 우리들은 하루에 세 번이나 네 번 식사를 할 수 있지만, 그 음식물에 살아 있는 원소가 없고 효소 영양의 균형이 잘못되어 있으면, 많은 음식물을 먹는다 해도 우리 몸은 항상 굶주리고 있는 상태에 머물러 있다.

과일 주스는 우리 몸의 세척제라고는 하지만, 이 과일이 잘 익지 않으면 안 된다. 만일 다른 생야채를 많이 먹고 있다면 하루 한 개의 사과는 의사의 도움을 필요 없게 해 준다.

한편 과일을 먹을 때는 서너 개의 예외는 있지만, 전분과 설탕분을 가지고 있는 식사와는 같이 먹지 않도록 주의해야 한다. 모든 과일은 우리 몸에 필요한 함수탄소전분 · 설탕 등와 당분을 충분히 공급해 준다.

이렇듯 야채즙은 우리 몸을 재건하고 또 재생시켜 준다. 방부제로 보존하지 않은 신선한 야채로부터 적당한 방법으로 즙을 만든 것이라면, 그 중에 모든 아미노산 · 광물질 · 염류 · 효소 · 비타민류를 함유하고 있다.

야채의 싱싱한 부분은 생명에 필요한, 가장 도달하기 어려운 장소에 있으므로, 어떤 야채이든지 먹을 때는 반드시 씹어 먹어야 한다.

결론적으로 가열하지 않은 날것은 우리에게 좋은 영양이 되는 것이다. 그러나 우리들의 식습관은 거의 음식물을 끓여서 생명력이 없어진 것을 먹고 있는데, 이런 오랜 습관을 하룻밤에 고쳐서 곧장 날것을 먹도록 하는 것은 매우 어려울 것이다.

하지만 아무리 큰 어려움이 있고 또 이렇게 해야 한다는 것을 잘 이해하지 못한다하더라도, 이런 습관을 하루 빨리 고치는 것은 대단히 뜻 깊은 일이다. 그러므로 이런 식습관을 바꾸어 날것을 먹으려고 하는 사람은, 이미 실행하여 좋은 체험을 가지고 있는 사람과 상의해 보는 것이 좋다. 이렇게 식생활을 개선하고, 또 오랫동안 개선된 생활 습관을 계속해 가려면 상당한 인내심이 필요하지만, 결국은 그만큼 가치 있는 일이라는 것을 깨닫게 될 것이다.

아무튼 특별한 음식물을 먹지 않더라도, 각자 자기가 좋아하는 그 무엇을 먹더라도 신선한 생야채즙은 모든 음식물의 보충물로써 절대 필요한 것이다.

아무렇게나 이것저것을 먹는 식습관을 가졌더라도 야채즙만큼은 우리의 생명에 필연적으로 큰 중요성을 가지고 있다는 것을 염두에 두어야 한다. 그것은 가열하여 조리한 식물속에 없는 살아 있는 원소와 비타민을 가지고 있는 야채즙이 우리들 몸에 공급해 줄 수 있기 때문이다.

또한 날것을 먹는 습관을 가졌더라도 그 생즙의 양과 종류가 충분하지 않으면 효과를 얻을 수 없다. 그 이유는 이들 날것의 양분이 되고 있는 원자의 대부분이, 보통 식후 3~5시간 걸려서 소화되고 동화되어지는 과정에서 소화기관의 에너지 연료로 소비되어지는 까닭이다.

이렇게 하여 모처럼 몸의 양분을 공급해 주지만, 원자의 대부분은 연료로 소비되고 세포와 조직을 재생시키는 원동력으로 이용되는 것은 극히 조금밖에 안 된다.

그러나 우리들이 생야채즙을 마셨을 때는 그 사정이 전혀 다르다. 생야채즙을 마신 후 불과 10~15분이면 벌써 소화와 동화작용이 일어나게 된다. 이렇기 때문에, 우리 몸의 세포와 조직 기관 등의 영양과 재생에 거의 전부가 이용되어진다.

말하자면 이때의 결과는 아주 명확하다. 소화와 동화작용의 전 과정이 최대한의 속도와 효율로써 이루어지며, 동시에 소화기관은 거의 노력하지 않고 부담 없이 자신의 일을 마칠 수 있다.

그런데 가장 중요한 것은 어떤 모양과 방법으로 야채즙을 만들지 간에 신선한 즙을 날마다 마셔야 한다는 것이다. 물론 이 즙을 완전하게 잘 추출해서 만든 것일수록 우리 몸에서 더 좋은 효과를 얻을 수 있다는 것은 더 말할 필요도 없다.

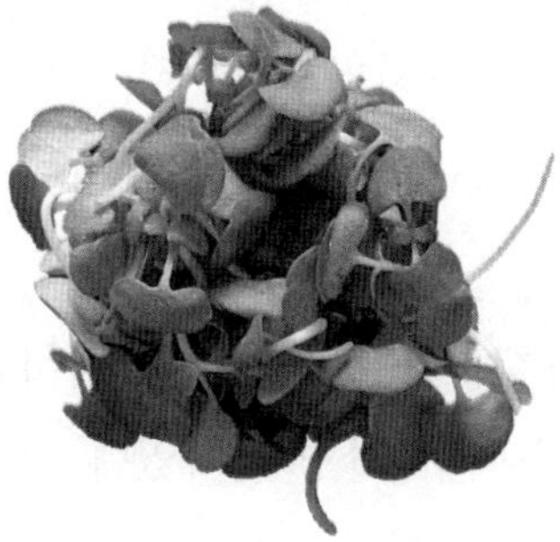

04

직접 짜내 만든 당근즙

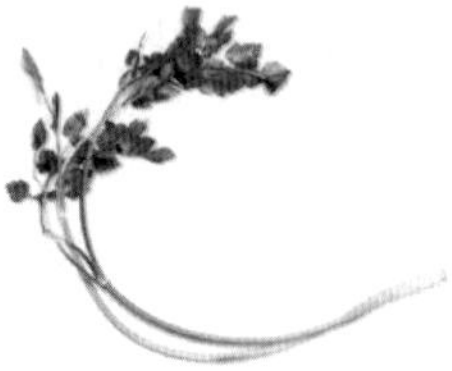

처음으로 다음과 같은 방법으로 즙을 만들어 보았다. 즉 당근을 무엇으로든지 빻아서 덩어리펄프로 만든 다음, 이것을 헝겊 등에 싸서 짜가지고 만들었다. 이렇게 즙이 쉽게 만들어지는 것을 체험한 나는 상당히 많은 양의 당근을 다시 펄프 상태로 빻아서 별로 힘들이지 않고 순식간에 즙을 만들었다.

한편 이 즙을 바로 마시지 않고 두면 발효되어 변질되는 것을 알았다. 따라서 즙을 마실 때는 시간이 문제가 된다는 것도 알았다.

마침내 나는 야채를 빻아서 사과버터처럼 아주 곱게 펄프를 만들 수 있는 방법까지 발견하였다. 이렇게 하면 야채나 과일의 섬유소 세포를 분해시켜 그 속의 원자나 분자를 꺼낼 수가 있었다.

그리고 이 펄프를 압착기로 눌러서 짜내어 사실상 거의 완전한 야채즙을 만들었고 그 품질도 아주 훌륭했다.

이와 같이 빻는 기계나 압착기는 물론 상당히 값이 비싸다. 그러나 값을 따져서는 안 된다. 건강을 위해서 투자하는 것으로 생각하면 큰 비용은 아니다.

몇 년 전에 원심분리기식의 즙을 짜는 제조기가 나왔고, 이 제조기가 개량되어 오늘날은 시장에 거의 만족스러운 좋은 기계들이 비교적 낮은 가격으로 판매되고 있다.

이런 기계 중에는 여행하면서 가지고 다닐 수도 있고, 좁은 아파트 방에서 사용할 수 있는 것도 있다.

그러므로 많은 사람들이 이런 것을 이용하여 주스나 즙을 만들 수 있게 되었다. 우리는 어떻게 해서 즙을 만들었든 간에 날마다 마시기만 하면 된다. 가장 좋은 즙은 우리 몸의 영양에 가장 효율적이며 경제적으로도 가장 값이 싼 것이다.

어떤 종류의 신선한 생야채즙이든지 전혀 즙을 마시지 않는 것보다는 훨씬 좋다.

무엇보다도 원심분리기로 만든 야채즙은 바로 마셔야 한다. 그것은 섬유소로부터 거의 완전히 영양을 추출해 낸 것이므로 금방 산화가 쉽고 또 압착할 때 생기는 열 때문에 부패되기 때문이다.

내가 실험해 본 바에 의하면, 살충제를 뿌린 독성은 야채의 섬유소에 끼어 남아 있으나 섬유소가 없는 순수한 즙에는 독성이 없다는 것을 발견하였다.

그러므로 야채즙을 마실 때 살충제나 독성은 염려할 필요가 없다.

05

야채즙은 음식물이 아니다

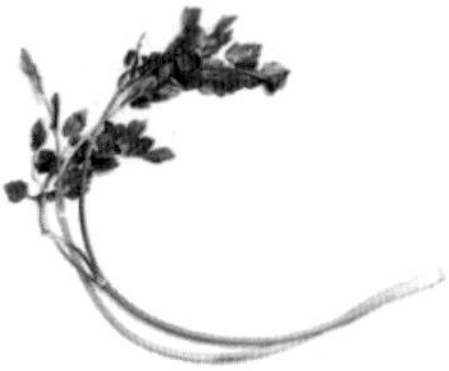

창조주는 우리에게 음식물을 영양 또한 약으로 주었다. 따라서 우리 인간은 음식물이 자신을 위한 영양으로 또는 약으로 사용하는 것은 당연한 일이다.

그런데 야채즙을 진하게 농축한 음식물로 생각하는 것은 잘못이다. 진한 음식물이란, 음식으로부터 물을 탈수하여 수분을 없애 버린 음식물을 말하는 것이다. 즙은 탈수한 음식물이 아니고, 가장 좋은 질의 유기적인 물 상태의 식품이며, 이 속에 영양분 있는 원자와 분자가 아주 미세한 상태로 함유되어 있는 것이다.

우리 몸의 세포와 조직이 갈망하고 있는 것은 바로 이 미세한 상태의 원자와 분자이다. 이와 같은 완전한 주스나 즙을 만들기 위해서는 과일이나 야채 속의 살아 있는 원소가 액체로 녹아있는 것이 대단히 필요한데, 이 때문에 섬유소를 적당히 빻을 필요가 있다이때 빻는다는 것은 야채나 과일의 섬유세포를 분해시킨다는 것을 뜻한다.

섬유소를 적당히 빻아서 펄프를 만들어야 한다는 것은 생야채를 액체 상태로 만든 창시자의 한 사람인 저자의 연구에 의하여 증명되었다.

이때 야채즙은 야채 펄프를 압착기나 이와 비슷한 기계로 눌러서 짜내어 만든다. 그렇지 않으면 비타민 · 효소 및 식물 전체의 살아 있는 여러 원소들은 모두 파괴되어 짜낸 즙에서는 찾아볼 수 없게 된다.

이렇게 하여 짜낸 야채즙은 유기 식품, 즉 살아 있는 식품으로서 우리 몸에 아주 쉽게 동화되어 몸 전체를 빠른 속도로 재생시켜 주는 것이다.

신선한 생야채즙은 결코 진한 식품이 아니며, 또한 약제도 아니라는 사실을 기억해 주기 바란다. 실제로 이 즙은 진하지 않은 음식물 중의 하나이지만, 가장 영양 있는 식품이다.

야채즙은 일반적으로 진한 농축된 식품으로 생각하기 쉽지만, 다음과 같은 각 식품 농도를 살펴보면 잘 알 수 있다.

대두콩과 콩가루는 당근즙보다 8.7배, 셀러리즙보다 9.4배만큼 더 진하다. 옥수수 튀긴 폽트콘은 당근즙보다 21배, 셀러리즙보다 23배나 더 진하다. 흰 설탕은 당근즙보다 42배, 셀러리즙보다 무려 46배나 더 진하다.

우리들이 음식물로 먹고 있는 이런 식품이 야채즙에 비해서 얼마나 더 큰 농도를 가지고 있는가 하는 것은 대두콩이나 폽트콘, 설탕 및 이와 비슷한 제품들을 먹었을 때 몸에서 생기는 산성도 즉, 우리 체액이 얼마나 산성으로 되느냐 하는 그 정도를 보아서도 알 수 있다.

야채즙이 너무 진한 식품이 되어서 소화 불량을 일으킬 수 있다는 잘못된 오해를 풀기 위해서 다음의 실례를 든다.

예를 들어 당근즙과 묽지 않은 신선한 우유를 비교해 보자, 이 두 식품 중에 포함된 수분의 양은 원래의 화학 조성에서는 거의 같다는 것을 알 수 있다. 원래의 함수량을 비교하는 것은 제품의 농도를 결정하는 기초가 된다.

우유와 당근즙을 농도로 비교하는 것은 모순일 것이다. 우유는 식품 중에서 가장 많이 점액을 만드는 식품이다. 우유 중의 카제인이라는 단백질의 함량은 매우 높아서 사람의 엄마젖보다 거의 3배 가량 된다.

그런데 카제인은 우유의 부산물로서 나무 같은 것을 접착시키는 가장 강력한 아교질이다. 따라서 우유를 많이 먹고 자란 어린이나 어른은 체질이 점액질로 되어 감기 · 콧물감기 · 편도선염 · 기관지 장애 등에 걸리게 되는 원인의 하나로 된다. 그런데 당근즙은 이 점액을 없애 주는 가장 좋은 수단의 하나라는 사실이다.

이와 같이 우유를 많이 마시면 우리 몸에 점액이 많이 생기게 되는 것은 어린아이들 뿐만 아니라 어른들에게서도 쉽게 찾아볼 수 있는데, 특히 저항력이 저하되어 있는 어른에게 있어서 그 피해는 더욱 심하다.

그런데 반드시 젖을 먹어야 할 필요가 있을 때는, 어린 아기로부터 노인에게까지 비교적 적합한 것으로 생염소젖을 추천한다.

이 염소젖은 점액을 형성하지 않는다. 만일 염소젖을 먹고 점액질로 되는 것은 염소젖 때문이 아니라, 전분이나 설탕을 많이 먹은 탓이다. 여기서 한 가지 주의할 것은 절대로 날것을 먹어야 하며 섭씨 84도 이상으로 가열하거나 살균해서는 안 된다.

어린 아기에게는 엄마젖보다 더 좋은 것은 없다. 그 다음으로는 생염소젖이다. 여기에 생당근즙을 첨가시켜 주면 더욱 좋다. 실제로 생염소젖에다 어떤 생야채즙을 넣어 마시면 매우 만족스럽다. 이 우유에 대해서는 다시 설명하기로 한다.

이런 신선한 생야채즙이나 과일 주스를 마실 때에는 항상 그 품질이 중요한 구실을 한다는 것을 반드시 기억하기 바란다.

야채나 과일로부터 완전히 그 즙을 짜내지 않으면 생명 있는 유기적인 물질이라는 형태에서 약간은 유효하겠지만, 그 효율은 매우 감소되는데, 이것은 비타민이든지 효소 등이 섬유소나 펄프 속에 그대로 남아 있고, 즙이나 주스 속에는 대부분 없기 때문이다.

우리 몸을 만들고 있는 모든 부분이나 각 장기 기관은, 이미 설명한 바와 같은 여러 종류의 원소를 포함한 미세한 세포로 되어 있는데, 이 세포는 우리가 살아가는 일상생활 과정에서 끊임없이 소모되어 없어지고 또 계속적으로 재생되어지지 않으면 안 된다.

그러므로 우리들은 항상 살아 있는 유기적인 음식물을 섭취하여야 하며, 우리 몸을 능률적으로 유지하기 위해서 활기 있는 유기적인 광물질과 염류를 풍부하게 포함하고 있는 음식물을 먹지 않으면 안 된다.

생명을 잃어버린 음식물만 먹는다든지, 또 이런 식품만으로 영양식을 하고 있으면, 곧 우리 몸의 세포는 재생력을 잃고 파괴되어 병에 걸리는 수밖에 없을 것이다.

이런 상태에 빠지지 않기 위하여, 우리들이 먹고 있는 영양이 살아 있는 원소를 풍부하게 공급해 줄 필요가 있다.

우리 몸의 세포가 파괴되어 간다든지, 또는 이미 파괴되었을 때, 다시 정상 상태로 돌려보낼 수 있는 가장 좋은 자연요법은 생야채즙을 섭취함으로써 몸 안을 충분히 청소하고 재건하는 길 밖에 없다.

식사에 생야채즙과 과일 주스를 보강해 주면 우리 몸에 부족된 원소류가 보충되고, 가장 오래 생명력을 지탱할 수 있는 보강법이라는 것이 확실하게 증명되었다. 야채즙을 만드는 방법만 터득하면, 이제부터 설명하는 야채즙과 과일 주스의 응용으로 아주 좋은 식생활의 건강 지침이 될 것이다.

06

야채즙은 얼마나 먹는 게 좋을까

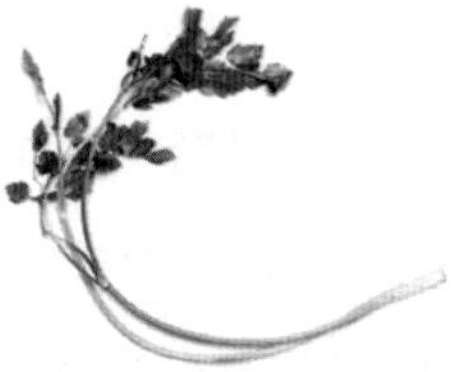

야채즙과 과일주스는 너무 욕심을 부리지 않고, 기분 좋게 마실 수 있는 양까지 마시면 된다. 원칙적으로 하루에 약 0.47ℓ면 효과를 얻을 수 있는 최소량이다.

물론 8.4ℓ 내지 376ℓ 가량 마시면 더욱 좋다. 대체로, 야채즙은 많이 마실수록 그 효과가 빠르다는 것을 알아둘 필요가 있다.

야채즙에 대한 소개가 처음 발표되었을 때는 조금씩 적게 마셔야 한다고 했지만, 이것은 그 당시 야채즙을 대량으로 만들 수 있는 기계가 시장에서 판매되지 않았기 때문이었다. 손으로 돌리는 믹서 기계로 한 번에 한 컵의 야채즙을 만드는 것도 매우 힘든 일이었다.

그러므로 많은 양의 야채즙을 마시도록 권장해도 수동식 믹서로서는 굉장한 힘이 드는 일이었으므로 원활한 유통이 이루어지지 않았으리라고 생각된다. 오늘날의 전동식 분쇄

압착기 '믹서'는 가장 능률적으로 우리의 요구만큼 많은 양의 야채즙을 생산할 수 있다.

야채즙을 만들 때 가장 중요한 것은 우선 광물질과 화학 원소와 비타민과 호르몬을 야채나 과일의 미세한 섬유 세포로부터 유리시키고, 다시 이것들을 모아서 섬유소로부터 즙이나 주스로 만드는 일이다.

수동식 주스기로서는 섬유의 일부만을 분쇄할 뿐이며 완전히 찧을 수가 없으므로 살아 있는 활성원소를 추출하기는 매우 어려운 일일 것이다. 야채를 분쇄한다는 것은 활성 원소를 섬유 세포로부터 유리시켜 모으는 데 필요한 근본적인 원칙이다.

야채즙을 최고급의 품질로 할 필요가 없을 때는 원심분리식의 기계나 다른 비슷한 것으로도 충분하다. 더욱이 이런 수동식 믹서는 분쇄기와 압착기보다 값이 저렴하다.

원심분리기식 기계로 야채즙을 만들 때는 주된 야채를 원심분리기의 내의 가는 판으로 잘 갈고, 이 기계를 빨리 회전시켜서 원심력을 이용하여 갈린 섬유로부터 즙을 유리시켜 짜내어 모으는 방법이다.

하지만 이 방법으로는 야채즙을 완벽하게 추출할 수 없다는 것을 염두해 두어야 한다. 그러나 이렇게 얻은 즙은 매우 좋지만, 오랫동안 보관할 수 없는 것이 단점이다.

이와 같은 방법은 불편한 점도 있으나, 야채즙에 포함된 수분은 유기적인 액체이므로 효과가 있고 우리 몸에 유익한 성분을 갖고 있다. 이렇게 해서 얻은 비타민이나 광물성 원소도 대단히 효과적이다.

우리들이 보통 물이라고 하면, 제일 먼저 연상되는 것은 수돗물, 또는 우물물 · 빗물 등이다. 이와 같은 무기적 물과 동시에 유기적인 물도 있다는 사실을 실제로 느끼는 사람은 그렇게 많지 않다.

자연은 비나 냇물의 무기적인 물을 살아 있는 유기적인 물이라는 생명을 가진 원자로 바꾸기 위해 식물을 사용하였다.

수돗물은 그 구성 원자가 생명 원소가 전혀 없는 광물성 원소이므로 완전히 무기적 물이며, 또한 거의 대부분의 도시에서는 수돗물은 무기의 염소라는 화학 물질로 오염되어 있으므로, 우리들이 사용하는 물로서는 대단히 좋지 않다. 또한 냇물이나 우물물도 빗물과 마찬가지로 모두 무기적 물이다.

살아 있는 유기적 물을 얻을 수 있는 유일한 방법은 식물인데, 야채나 과일을 이용하여 만든 즙이나 주스다. 그러나 이런 것들도 살아 있는 유기적 성질을 가지기 위해서는 가열하지 않은 날것이라야 한다.

단 한번이라도 즙이나 주스를 가열하거나 살균하면 모든 효소는 죽어 버리며, 원자는 무기적인 것으로 변한다. 이런 것은 야채즙을 구성하고 있는 광물질류나 화학적 원자뿐만 아니라, 물에 대해서도 꼭 같다고 말할 수 있다.

우리가 마실 수 있는 즙이나 주스를 만드는 까닭은 야채나 과일 중에 포함되어 있는 살아 있는 원소를 될 수 있는 한 빨리 우리 몸에 동화시키고, 식물 섬유로서 소화기관에 큰 부담을 주지 않으려는 데 있는 것이다.

야채즙이나 과일 주스를 적당히 만들어 마시면 10~15분 내에 몸에 동화되는데, 소위 액체 상태의 야채즙이나 과일 주스의 섬유질은 소화되는데 여러 시간이 걸린다.

또한 섬유질을 제거하지 않은 즙을 마시는 것은, 생야채나 과일을 그대로 먹고 잘 씹어 주는 것보다 더욱더 큰 부담을 소화기에 준다. 그 까닭은 야채의 식물 섬유에 적당한 양의 침이 섞이고, 또 잘 씹어 주면 야채의 소화가 거의 완전히 될 수 있는 까닭이다.

그런데 섬유질이 섞인 액체 상태의 즙은 그렇게 할 수 없다. 따라서 이 섬유를 제거한 즙은 야채에 포함된 영양소를 아무런 지장없이 몸에 공급하여 동화시켜 줄 수 있게 되는 것이다.

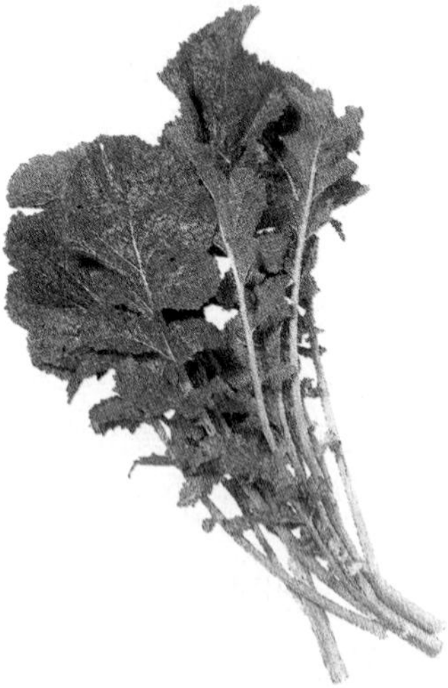

07

살충제나 농약에서 벗어나라

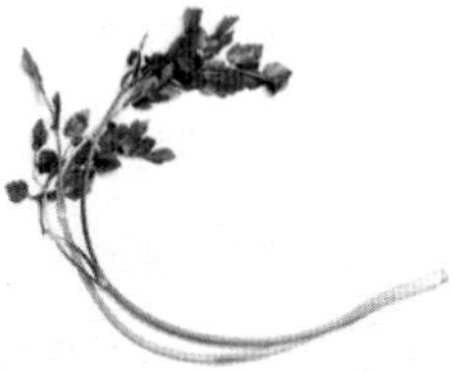

야채나 과일에 미치는 살충제와 농약의 영향을 어느 정도는 알고 있지만, 이제는 소비자를 위해 충분한 설명이 필요하다고 본다.

야채나 과일을 먹을 때 살충제나 농약이 큰 해가 될 것이라고 걱정이 앞서지만, 그것은 식품의 섬유소가 이런 독성을 흡수해 버리고 섬유소 속에 있는 효소나 원자, 분자는 농약의 독성과 섞이지 않는다는 것이다.

자연산 식품에서 어떤 원소가 부족하다든지, 또는 원소의 균형이 이루어지지 않는 가장 큰 원인은, 식물이 자라는 토양에 부족한 성분이 없다든지 부족한 탓이라는 것을 우리는 잘 알고 있다.

만일 야채나 과일이 자라고 있는 토양 중에 어떤 성분이 없다든지, 아니면 비료의 배합이 잘못되어 균형을 잃고 활성을 잃어버리면, 이런 토양에서 자라는 식물은 영양 성분이 부족하며 또는 균형을 잃고 활성이 부족하게 된다.

그뿐만 아니라, 아주 훌륭한 조건을 갖춘 흙에 살충제나 농약을 뿌려 주면, 곧 뿌리에 스며들어가서 나무 섬유소에 의해 완전히 흡수되어 버린다. 그럼에도 불구하고 나무는 자라고 무성해 진다. 왜 그럴까? 그것은 독성으로 포화된 섬유소에도 불구하고, 효소나 원자나 분자가 방해를 받지 않고 계속적으로 자기 본능을 발휘할 수 있기 때문이다.

다만 문제는 독성을 가진 섬유소를 사용하지 않고, 야채로부터 어떻게 효소나 원자나 분자를 얻을 수 있는 방법은 없을까 하는 것이다.

그 해답은 간단하다. 야채를 빻아 주면 독성을 흡수한 세포가 파괴되고 효소나 원자나 분자가 분리되어 나온다. 이런 원소들은 결코 살충제의 독성에는 섞이지 않는다. 이것은 마치 물과 기름이 서로 섞이지 않는 것과 같다. 그러므로 이런 효소나 원자나 분자는 빻아진 섬유소와는 완전히 섞이지 않고 깨끗한 상태로 남아있게 된다.

이렇게 펄프처럼 만든 것을 적당히 눌러 짜는 기계로 추출해 내면, 효소나 원자나 분자를 포함한 즙을 섬유소로부터 쉽게 분리시킬 수 있다.

우리들이 야채나 다른 식품을 고를 때, 가장 필요한 것은 가장 신선하고, 그 품질이 좋은 것을 구입해 한다. 비록 값이 비싸더라도 질이 좋은 것을 구매하는 것이 식생활을 위해 안심할 수 있고, 더 경제적이라는 사실이다.

2

야채즙의 효능 믿어도 좋다

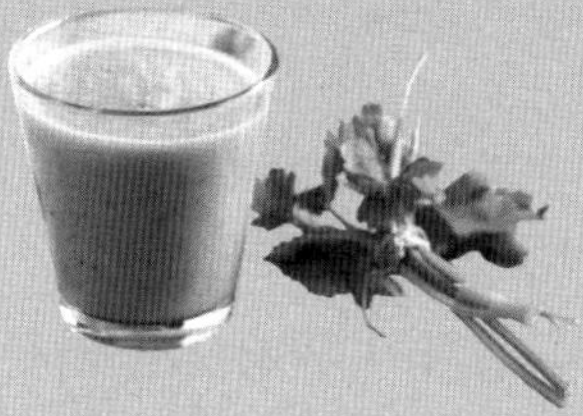

01

위험에 노출되어 있는 현대인

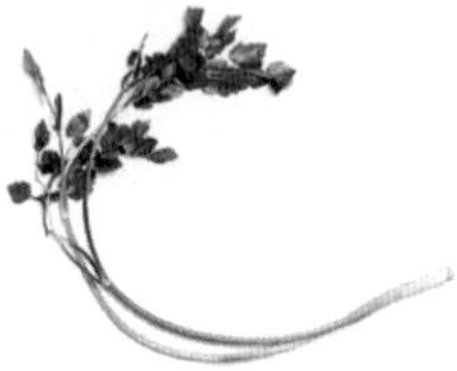

지금부터 반드시 알아 두어야 할 사항은 전문적인 의료를 포함한 우리의 생활이 위험으로 가득 차 있으며, 질병을 스스로 초래하는 환경에 노출되어 있다는 점이다.

한가지 예로 치질을 들어 보겠다. 치질이 생겼다면, 여러분은 어떻게 하는가. 아마도 대다수의 사람들은 병원을 찾아가서 수술을 받을 것이다. 하지만, 나는 치질 따위는 질환으로 보지도 않는다.

우선 목욕을 한 후에 항문에 핸드크림을 잘 발라주면 치질은 거의 생기지 않는다. 항문은 항상 습기에 젖어 있는 것 같지만, 사실은 몹시 건조하여 피부가 갈라지기 쉽다. 그런데 피부를 보호하고 있는 지방을 깨끗이 씻어 내고 건조시키니까 그 자리가 쉽게 갈라져서 대장균이 침입하게 된다. 이때 치질이 생긴다.

특히 동양인은 장이 길기 때문에 치질이 생기기에 매우 쉬

우므로, 이 점에 유의하여 목욕한 다음에는 반드시 손질을 해 두어야 한다. 이것은 누구나 할 수 있는 쉬운 치질 예방법이다.

신체 부위에 액세서리를 착용하는 것도 건강에 해롭다. 박쥐에게 무게가 0.3캐럿 되는 작은 목걸이나 귀걸이를 달아주면 쓰러져서 일어서지 못한다. 그리고 뱀에게 목걸이를 걸어주면 제대로 기어가지 못하고 몸이 뻿뻿하게 굳어 버린다.

액세서리는 무서운 장식품이다. 왜 이러한 현상이 일어날까? 그것은 신경을 통해 전달되는 저주파가 동물의 몸을 조절하기 때문이다. 이 저주파가 각 신경을 통해 피부에까지 명령을 전달하게 되는데 목걸이나 귀걸이 등을 하고 있으면 그것이 합선되어 명령이 제대로 전달되지 못한다. 그 때문에 목 아래쪽으로 전파가 제대로 전달되지 못하여 일어나는 현상이다.

여성의 경우도 액세서리를 착용하게 되면 자궁근종이나 유방암 · 종양 등이 발병할 확률이 높다. 하지만 생활 습관을 바꾸기만 해도 이러한 병을 크게 줄일 수 있다.

더 무서운 액세서리의 단점은 뇌세포를 급격하게 감소시킨다는 것이다. 인간은 25세를 지나면 하루에 뇌세포가 10만 개씩 줄어든다고 한다. 그러므로 액세서리를 착용하면 전파가 그대로 방전되기 때문에 뇌에서는 하루 종일 명령을 전달해야 한다.

그렇게 되면 뇌세포는 기존의 3배의 속도로 급격하게 줄어든다. 25세가 지나면 벌써 30만 개의 뇌세포가 감소하는 것이다. 그 결과 치매증이나 시력 장애와 청각 장애와 같은 증상이 일어나기 쉽다.

목걸이나 귀걸이를 착용하고 있는 사람은 대부분 시력과 청각 장애를 입는다. 좌우의 시력이 달라지기 시작하여 난시가 생기고, 저음의 소리를 잘 듣지 못하게 된다. 요즘 젊은 사람들 중에는 청각 장애를 가지고 있는 사람이 많다.

이처럼 액세서리를 착용하는 것은 매우 위험한 치장이다.

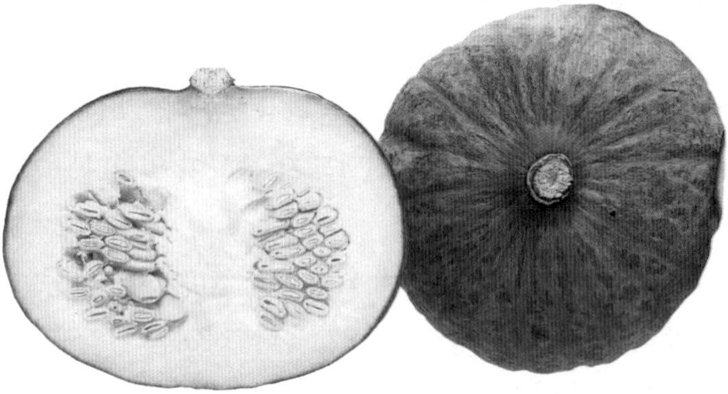

02

나쁜 생활 습관이 질병을 부른다

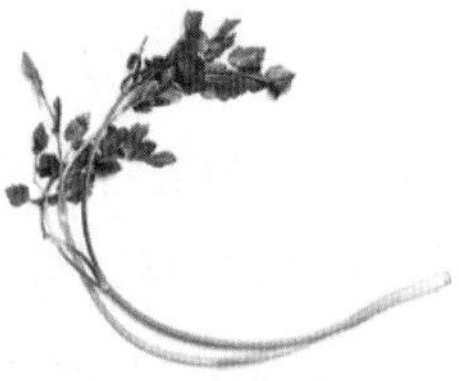

여성들이 신는 하이힐도 문제이다. 구두굽이가 높아질 때마다 혈압은 10mmHg씩 올라간다.

만약 굽이 5cm 정도되는 신발을 신으면 혈압은 50mmHg 상승하는 셈이므로, 신발을 벗는 순간 갑자기 혈압이 떨어져 저혈압 상태가 되어 눈앞이 캄캄해지는 일도 일어난다.

이처럼 굽이 높은 신발을 신는 것은 매우 위험하다. 많은 여성들이 건강을 생각한다면 가급적 굽이 낮은 신발을 신는 것이 좋다.

이 사실을 잘 알고 있는 미국의 여성들은 좀처럼 하이힐을 신지 않는다. 일상생활에서는 역시 굽이 낮은 신발이 편리하고 활동적이기 때문이다. 여성들에게 있어 하이힐이란 특별한 경우를 위해 핸드백에 넣어가지고 다니는 소품 정도라고 할 수 있다.

현대인의 생활 환경은 온갖 위험에 노출되어 있다. 특히 여성들은 여러 가지로 주의해야 한다. 젊은 어머니들에게 부탁하고 싶은 말은 어린 딸아이에게 액세서리 같은 것을 절대로 몸에 지니지 못하도록 해야 한다는 것이다. 목걸이나 귀걸이를 하고 있던 두 살 난 여자 아이가 자궁을 제거해야 하는 사례는 액세서리라는 장식품의 위험성을 증명한다.

요즘은 남성들 중에도 목걸이나 귀걸이를 하고 있는 사람이 있는데, 이러한 행동은 정력을 크게 손상시킨다. 이것은 동물실험을 통해서도 확인되었다. 액세서리를 부착한 동물은 수컷 구실을 전혀 하지 못한 체 다른 동물들과 어울리지 못하고 구석에서 웅크리고 앉아 있기만 했다. 그러므로 될 수 있는 한 그런 것을 몸에 지니지 않도록 몸관리를 해야 한다.

또한 액세서리뿐만 아니라 금속류가 피부에 닿지 않도록 해야 한다. 시곗줄도 마찬가지이므로 유의해야 한다.

여성들이 자주 착용하는 거들도 주의할 필요가 있다. 인간의 허리 신경에는 일종의 중계탑이 있는데 거들을 입으면 이 중계탑이 꽉 조여진다. 이 탑에는 대퇴부나 무릎의 관절 안쪽에 있는 근육으로 인간이 일어서거나 앉거나 걸을 때 몸을 지탱해 주는 전달회로가 있는데, 이것을 자꾸 조이게 되면 마침내 중계탑이 무너지고 만다.

그렇게 되면 근육은 움직이지 않게 되고 뼈에 무리가 생긴다. 정형외과에 가 보면 잘 알 수 있겠지만, 무릎 관절염 환자의 대부분은 여성이다. 남성은 부상으로 관절염이 생기는 경우가 많지만, 여성은 거들 착용 때문에 무릎의 근육신경이 망가져 관절염이 생긴다는 사실을 알 수 있다.

신경은 저주파 전기의 전달에 의존하고 있으므로 액세서리나 거들을 착용하면 말초신경이 마비되고 근육이 점차 굳어지면서 관절도 또한 딱딱하게 굳어 버린다. 그렇게 되면 신경신호가 제대로 전달되지 못하여 반사적으로 해서 근육의 작용은 완전히 멈추고 허리나 발 · 다리 · 손등이 굽어 버린다.

다리를 절뚝거리며 정형외과를 드나드는 여성의 발가락을 보면 예외 없이 모두 굽어 있다. 그래도 양말을 신고 있을 때는 저주파의 전기가 어느 정도 유지되지만, 양말을 벗는 순간 그 자리에 주저앉게 된다. 이는 발가락에 신경이 전혀 없기 때문이다.

이처럼 무서운 일들이 우리 주위에서 예고없이 일어나고 있다. 그러므로 이런 점에 유의하여 특히, 어린아이에게는 절대로 액세서리를 착용해서는 안 된다.

03

현대인의 잘못된 식생활

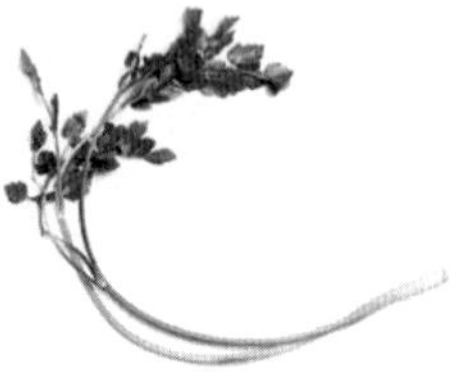

음식물에도 위험 요소가 가득한데, 요구르트를 그 예로 들어보겠다.

실험용 생쥐에게 요구르트를 계속 먹인 결과 이상한 행동을 나타냈다. 왜 그럴까? 그 원인을 조사한 결과 생쥐들이 모두 백내장에 걸려 앞을 볼 수 없다는 사실을 알게 되었다.

최근에 어린이들에게 백내장 증상이 많이 나타나고 있는데, 이것은 아무래도 요구르트 때문인 듯하다.

그런데 놀랍게도 보건 당국으로부터 이 생쥐 실험에 관한 사실을 공표하지 말아 달라는 부탁을 받았다. 의학잡지 등에는 이미 이와 같은 동물 실험에 관한 보고가 발표되어 있다. 아쉽게도 현재로선 발표가 금지된 이유가 확실하게 밝혀지지 않았지만, 당국의 조사 결과로 우리의 식생활 의식수준을 엿볼 수 있는 일이 아닐까 생각된다.

가장 일반적인 것은 소나 돼지고기 등에서 나타나고 있다.

최근 육류 섭취량이 크게 증가하고 있는데, 그 때문인지 갑자기 입이 마비되어 움직일 수 없다며 상담을 받으러 오는 환자들이 부쩍 늘어났다. 그들 대부분은 입이 마비되어 다물어지지 없으며, 증세가 심하여 손발까지 마비되어 움직일 수 없다고 호소한다.

이런 증상은 뇌가 손상되어 나타나는 것인데, 그 원인은 육류 속에 들어 있는 세균 때문이다. 최근에 이런 환자가 급증하여 병실에 젊은 사람이 입을 벌린 채 꼼짝 않고 누워 있는 모습을 목격할 수 있다.

이와 같은 증상을 방지하려면 우선 과다한 육류 섭취를 자제하고, 전통적인 식생활을 해야 한다. 그리고 어패류나 야채류, 쌀에 함유되어 있는 칼슘을 섭취하여 증상을 다스려야 한다.

우유가 칼슘 함량이 높은 식품이라고 하지만, 우유 속에 들어 있는 칼슘은 인체에 나쁜 영향을 끼친다.

한국 사람들이 즐겨 먹는 된장국에는 우유의 약 3배에 해당하는 양의 칼슘이 들어 있다. 건강해지고 싶으면 된장국을 많이 섭취하라고 입이 닳도록 말해도 사람들은 좀처럼 귀담아 듣지 않는다. 사실 된장국이야 말로 양질의 칼슘을 섭취할 수 있는 건강한 식품이다.

흔히 '작은 생선을 먹으면 칼슘을 섭취할 수 있다'고 하지만, 실제로 작은 생선에 들어 있는 칼슘의 양은 참치회에 함유된 칼슘 양과 같다. 게다가 사람들 대부분 '뼈를 먹으면 칼슘을 섭취할 수 있다'고 생각하지만, 이것은 잘못된 생각이다. 체세포나 살에도 칼슘이 들어 있다. 그러므로 살을 먹어도 칼슘을 섭취할 수 있다.

쌀밥에 된장국, 여기에 야채나 해조류 등을 균형 있게 섭취하면 결코 병에 걸리지 않는다. 거기에 걷기 운동을 함께 한다면 체내에 칼슘이 생성되는 효과까지 얻을 수 있다.

미국 우주항공국NASA에서는 우주비행사가 지구로 돌아왔을 때 가장 먼저 하는 일이 언덕에 모아 놓고 조깅을 시킨다. 한편 칼슘제 따위는 절대로 주지 않는다. 그 이유는 무중력 상태에 있던 우주비행사가 칼슘제를 복용하게 되면 사망할 수도 있기 때문이다.

칼슘을 필요 이상으로 섭취하면, 전부 몸 밖으로 배출된다. 그 정도로 다량의 칼슘은 위험한 것이다. 그래서 나는 칼슘을 보충하고 싶을 때 달리기를 하라고 권장한다. 달리기가 싫으면 걸어도 좋다. 움직이지 않고는 절대 몸을 쓸 수 없다는 점을 명심해야 한다.

일상생활에서 가장 중요한 것은 잘 걷고, 균형 잡힌 식시를 하는 것이며, 이것이 장수의 비결이다.

04

수명을 단축시키는 식습관

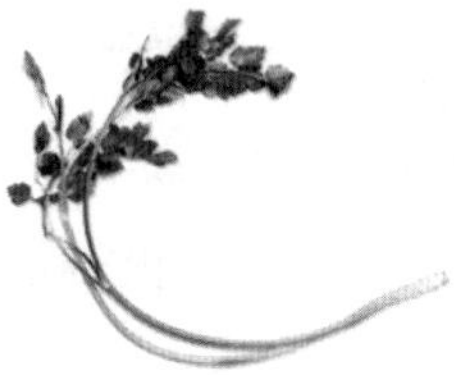

자신의 수명을 단축시키고 싶다면 동물의 간을 먹은 다음에 자석요를 깔고 자면 위험에 직면하게 된다. 특히 관상동맥 협착증이 있는 사람은 동물의 간을 먹으면 사망할 확률이 높다. 비록 사망하지는 않아도 계속해서 이것을 섭취하면 1주일도 못 되어 몸이 망가져 버린다.

포유동물의 혈액은 인간의 몸에 들어가면 알레르기를 일으키거나 혈관 속을 소용돌이치며 순환하는데 그 때문에 심장, 특히 동맥이 위축되어 버린다.

한편 육류를 과다하게 섭취하면 육류 안에 들어 있는 균 때문에 뇌가 손상될 확률이 높다. 무엇보다도 육류 속에는 상품으로 만들기 위해 첨가된 항생 물질이 40가지가 넘는다.

내가 조사한 바로는 거리의 가드레일에 형광도료와 같은 물질이 섞여 있고, 거기에 페인트칠까지 하기도 한다. 정육점의 진열장 유리는 사람의 눈을 속이기 위해 약간 구부러져 있는데, 이러한 도료를 사용함으로써 고기가 깨끗하고 싱싱해 보이도록 눈속임을 하고 있다. 그러나 막상 고기를 사서 집으로 가져온 다음에 자세히 살펴보면 대부분 검은색에 가깝다.

이렇듯 시중에 판매되는 육류에는 눈속임이 많다. 그러한 고기를 섭취하게 되면 과거에 피린계 약물을 복용했을 때와 같은 충격을 받게 되고, 우리의 몸에 침입하면 앞에서 말한 대로 입이 마비되어 다물어지지 않는 증상이 생기는 것이다. 따라서 육류는 가급적 먹지 않는 편이 좋다.

거듭 말하거니와 동물의 혈액을 섭취하면 인간의 혈관 속에서 소용돌이친다. 굵은 혈관은 이것을 통과시켜도 모세 혈관은 절대로 통과하지 못하도록 조이기 때문에 말초혈관이 있는 피부로 오자마자 혈관은 2~3초 만에 끊어져 버린다. 끊어진 다음에는 바로 염증이 생긴다. 다시 말해 알레르기 같은 증상이 나타나는 것이다.

몸이 가렵고 긁으면 벌겋게 부풀어 오른다. 그렇게 해서 염증이 확대되어 종기로 변하는 사람도 있다.

그리고 더욱 나쁜 것은 콜레스테롤이 들어 있다는 사실이다. 육류 속의 중성지방분이 체내에 들어가면 콜레스테롤이 되는데, 이것이 고이면 혈관이 좁아진다. 거기에 육류에 들어 있는 칼슘까지 이 좁은 혈관을 통과하려고 하므로 혈액 순환 장애가 생긴다. 이와 같은 일이 뇌에서 일어나면 뇌혈관이 막혀서 끊어질 염려가 있다.

또한 칼슘에는 굳는 성질이 있기 때문에 심장부로 올라가면 벽에 콘크리트를 치듯 근육을 굳힌다. 이런 현상은 우유를 마실 때도 생기는데, 우유를 많이 섭취하는 아이들 중에는 심근경색으로 입원하는 경우도 있다.

결론적으로 말해 육류나 유제품은 말할 것도 없고 그 조리품은 섭취하지 않는 편이 좋다. 그것이 건강을 유지하는 최고의 비결이라고 생각한다.

이와 반대로 암에 걸리고 싶다면 자석요를 깔고 자거나 저주파나 초음파를 몸에 쏘여라. 최근에는 이러한 자석이나 저주피를 치료에 사용하고 있는데, 나는 그저 놀라울 따름이다. 이런 것들은 인체에 백해무익하다.

이러한 것을 피하고 야채즙을 복용한다면 확실한 효과를 얻을 수 있다. 더 이상 고통을 호소하지 않게 될 것이고 머리도 맑아질 것이다. 거듭 강조하거니와 야채즙을 복용하면 치매를 예방하고 노화를 방지할 수 있다.

앞에서도 말했듯이 야채즙은 뇌를 활성화시키기 때문이다. 야채즙을 섭취하고 5분이 지나면 효과가 나타나고 그 순간부터 뇌세포는 재생되기 시작한다.

05

야채즙이 시력을 회복시킨다

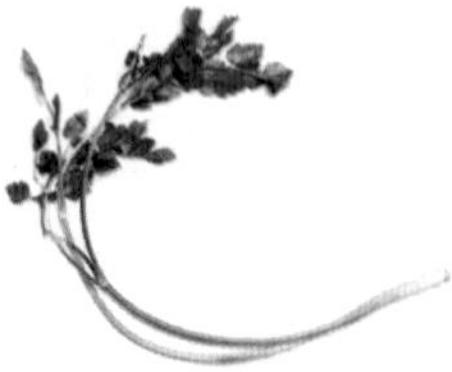

지금의 생활 환경에서는 조금만 주의를 소홀히 해도 질병에 걸리기 쉽다.

최근 전립선대비증이 급증하고 있는데, 이런 병을 앓고 있다면 하루에 0.6ℓ 정도의 야채즙을 8개월 이상 꾸준히 섭취해 보라. 야채즙을 섭취한 그 날부터 반드시 큰 변화를 느낄 것이다.

한편 당뇨병 환자도 날로 급증하고 있는데, 이 경우에는 야채즙을 반드시 복용해야 한다. 야채즙을 0.4ℓ 정도를 아침 저녁으로 나누어 섭취한다. 이것만으로도 당뇨병을 완전히 극복할 수 있다.

그밖에도 급성 췌장염 환자가 많이 증가하고 있다. 이러한 질병은 췌장암으로 진행될 확률이 높기 때문에 빠른 치료가 선행되어야 한다. 이러한 병을 고치기 위해서는 야채즙을 하루에 0.6ℓ 이상 섭취하고 무조건 많이 걸어야 한다. 그렇게 하면 췌장암이라고 해도 3개월 정도면 쉽게 완치될 수 있고, 한 달 정도면 췌장이 깨끗해지고 두 달 정도면 완전히 건강을 회복할 수 있다.

우리들이 주의해야 할 질병으로는 고혈압 · 저혈압 · 당뇨병을 들 수 있는데, 이것은 이른바 3대 게으름병이라고 할 수 있다. 과식한 상태에서 잠자리에 들고, 몸을 잘 움직이지 않기 때문에 생기는 질환이므로 어찌 보면 당연한 결과라고 할 수 있다. 그러므로 걷거나 몸을 움직이는 것은 건강에 매우 중요하다.

최근의 인구 조사에 의하면 여성이 남성에 비해 10년 정도 오래 사는 것으로 나타났다. 어째서 여성의 수명이 길어졌는지 곰곰이 생각해 본 적이 있는가?

여성은 식사를 마친 후에 설거지를 하기 때문에 자연스럽게 몸을 움직이게 된다. 그러나 남성은 식사 후에 몸을 움직이지 않는다. 이렇게 되면 섭취한 칼로리를 소화시킬 수가 없다. 그래서 콜레스테롤이나 중성지방이 축적되고 뇌의 혈액순환도 나빠지게 된다. 이러한 사소한 것이 원인으로 수명을 단축시키게 되는 것이다. 그러므로 밥을 먹은 후에는 몸을 움직이도록 노력해야 한다.

또한 최근에는 안과 질환을 앓고 있는 사람이 많다. 그 중에 녹내장이나 백내장인 사람은 야채즙을 0.6ℓ 이상을 10개월 넘게 꾸준히 복용하면 좋은 효과를 얻을 수 있다. 무엇보다 야채즙을 1년 정도 꾸준히 복용하면 20년 전의 시력을 회복할 수 있을 것이다.

흔히 백내장이나 녹내장에 걸리면 수술하는 방법밖에 없으며, 인생이 다 끝났다고 비관하지만, 결코 그렇지 않다는 것을 명심하기 바란다.

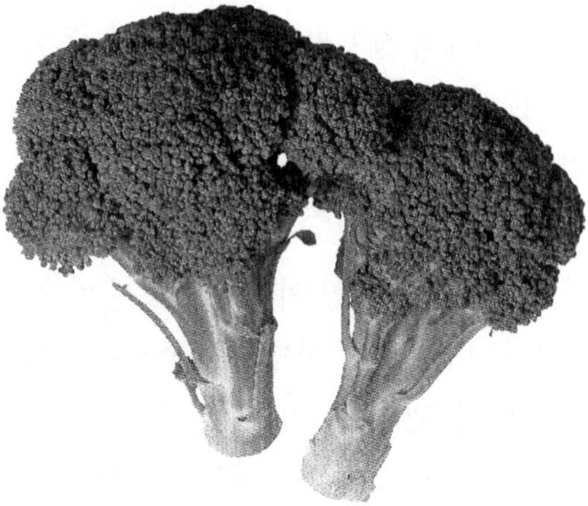

06

질병 예방을 야채즙으로

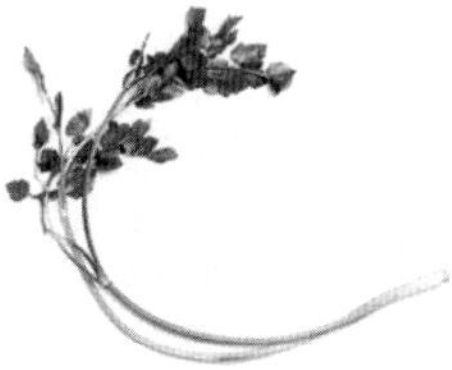

요즘 젊은 남성들 중에는 머리숱이 유난히 적은 사람이 많은데, 그 원인은 샴푸에 있다. 샴푸를 직접 머리에 바르기 때문에 머리카락이 많이 빠진다는 사실을 알면 깜짝 놀랄 것이다.

반면 여성은 샴푸를 손에 덜어 머리카락 아래쪽에서부터 바른다. 그것은 여성의 머리카락이 길기 때문에 이와 같은 방법으로 샴푸를 사용하는데, 이러한 덕분에 여성에게는 대머리 현상이 거의 나타나지 않는다.

샴푸를 머리에 직접 바르면 닿는 순간 피부가 심한 자극을 받기 때문에 머리카락이 빠질 뿐만 아니라, 눈에 들어가면 산화하여 결막염을 일으키고, 심한 경우에는 실명하기도 한다.

이와 같은 이야기를 하는 이유는 우리의 생활 환경은 온갖 위험 요소로 가득하다는 것과 그에 대처하는 간단한 방법이 있다는 사실을 알려주기 위해서이다. 샴푸도 그 한 사례에 속한다.

내가 주도하고 있는 예방의학에서는 말 그대로 치료법보다 질병을 예방하는 쪽에 보다 큰 의무를 두고 있다. '야채즙'도 그 일환이라고 할 수 있다. 그렇다면 현대 의학을 비롯한 현대 문명의 발달을 맹신하지 말고, 올바른 상식이 통용될 수 있도록 함께 노력하자는 뜻이기도 하다.

나는 모든 사실을 과학적으로 분석하고 연구하여 실험을 통해 하나하나 확인해 나갔다. 그래서 샴푸에 관심을 갖게 되었고 야채즙을 개발하게 된 것이다.

그러므로 머리카락이 빠져 고민한다면 비누를 손으로 잘 비벼서 충분히 거품을 낸 뒤에 머리를 감기 바란다. 그러고 나서 야채즙을 복용해 보라. 머리카락이 새로 돋아나는 것을 눈으로 직접 확인할 수 있을 것이다.

선진국에서는 인체에 나쁜 영향을 주거나 호수나 강과 같은 환경이 오염되지 않도록 샴푸와 같은 합성세제의 사용을 엄격하게 규제하고 있다.

07

자연이 베푼 은혜 야채즙

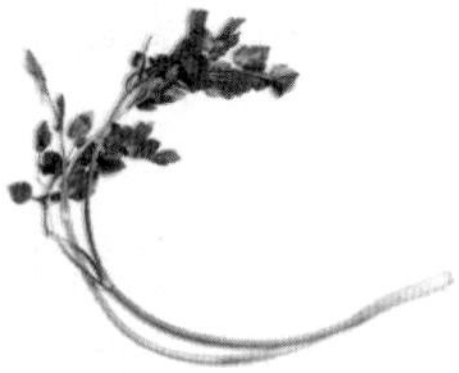

체세포는 인체를 구성하는 요소 가운데 가장 중요한 역할을 하는 것으로, 나이가 들어갈수록 재생능력이 떨어진다.

다시 말하면 노화 현상이 시작된다는 것이다. 그러므로 노화를 방지하려면 체세포의 활동을 촉진시키고 재생능력을 활성화시켜야 한다.

체세포를 촉진시키려면 뇌에 작용을 가해야 한다. 왜냐하면 체세포 수준에 이르기까지 전신을 조정하는 기관은 바로 뇌이기 때문이다. 그리고 뇌를 구성하는 요소로 인이나 칼슘 등이 높은 비율을 차지하므로 인이나 칼슘이 풍부한 재료를 사용해서 야채즙을 만들어 이것을 꾸준히 복용하면 체세포 중에서 콜라겐의 활동이 3배로 왕성해 진다. 이렇게 해서 체세포가 성장하면 노화 속도를 늦출 수 있다.

한 줌의 흙 속에는 수억 개의 미생물이 살고 있다는 사실을 알고 있는가. 푸른곰팡이에서 발견된 페니실린을 비롯하여 스트렙토마이신 같은 항생 물질의 대부분은 이 토양 속 성분에서 만들어진다.

이와 같은 훌륭한 자연의 토양 속에서 새로운 싹을 틔우고 성장한 야채는 미생물에 의해 많은 영양소의 혜택을 골고루 받고 태양빛 아래서 모든 것을 흡수하여 인간의 건강 유지에 반드시 필요한 엽록소나 철분 · 미네랄 등 각종 비타민을 풍부하게 공급해 준다.

그런데도 많은 사람들이 자연을 무시하고 소홀히 대하며 야채의 소중함을 가볍게 여겨왔다. 어찌 보면 현대인들이 질병에 시달리는 것은 당연한 결과라고 할 수 있다.

자연의 미생물에 의해 성장한 야채는 어느 항생 물질보다도 빼어난 효과를 발휘한다.

특히 야채 중에서도 토양의 혜택을 듬뿍 함유한 근채[뿌리채소]류 위주로 내가 개발해 낸 야채즙은 기존의 야채에 대한 개념을 완전히 바꾸는 놀라운 효과를 발휘하고 있다.

그런데 요즘에는 일부에서 야채를 화학합성 물질인 비료로 재배하고 있다고 한다. 비료에 의해 재배한 야채는 흙 속에 들어 있는 미생물의 우수한 성분은 들어 있지 않다. 그보다도 더욱 나쁜 점은 비료로 재배한 야채가 흡수하는 합성물질은 화학 성분이라는 사실이다. 이러한 야채를 계속해서 섭취하면 언젠가는 인체에 커다란 영향을 미칠 것이다.

야채즙은 많은 사람들이 가장 두려워하는 암치료에 탁월한 효과가 있다. 암은 현대인의 사망원인 중 1위를 차지하고 있으며, 요즘 대다수의 사람들은 암에 걸리면 살아남기 힘들다고 믿고 있다.

그러나 야채즙은 놀라울 정도로 단시간에 암을 치료한다. 그 효과적 작용은 다음과 같다.

암은 세포가 갑작스럽게 변화를 일으켜서 생기는 병이다. 그리고 암을 몸 자체의 치유력으로 고치기 위해 암에만 엉겨 붙어 있는 물질이 있다. 세포의 대사 현상에 관계되는 단백질의 하나인 티로신으로부터 변화한 아자티로신과 인체의 3분의 1을 차지하고 있는 경단백질인 콜라겐이 바로 그것이다.

이러한 물질은 암세포를 발견하면 순식간에 그 주위에 모여들어 암세포를 둘러싸고 세포의 활동을 정지시키고 제압시킨다. 게다가 이러한 물질은 신체의 영양 밸런스를 유지하는 역할도 하고 있다.

야채즙은 아자티로신이나 콜라겐의 작용을 도와서 암이나 약물 중독, 혹은 기능 장애 치료에 빼어난 효과를 나타낸다.

또한 야채즙은 암을 예방하는 엽산이 다량으로 함유되어 있어 암에 뛰어난 효과를 발휘하는 이유이기도 하다.

야채즙이 우리 몸에 탁월한 효과가 있는 것도 바로 이와 같은 자연의 혜택이라고 할 수 있다.

08

체세포 활동을 돕는 야채즙

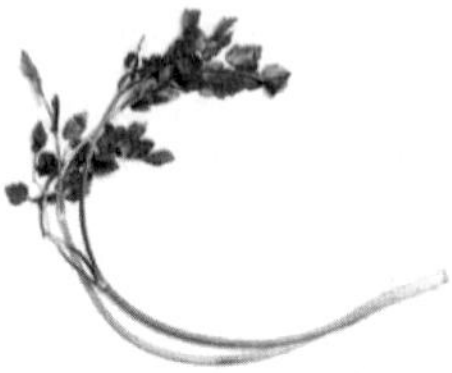

인체를 구성한 기본 요소는 체세포와 칼슘, 그리고 인체의 3분의 1을 차지하는 콜라겐이다. 이 세 가지가 균형을 잘 이루면 결코 병에 걸리지 않는다.

그러나 칼슘이 지나치게 많거나 부족하게 되면 체세포와 칼슘의 균형이 무너져 질병이 발생하므로 체세포와 칼슘의 밸런스를 적절하게 유지해 나가는 것이 중요하다.

이러한 밸런스를 유지하려면 몸을 좀 더 강력하게 활성화하는 방법은 무엇일까? 이에 대한 해답은 생명의 원리에서 찾아보아야 할 것이다.

생체·생리·병리·임상학 등을 다각도에서 분석해 본 결과 인체를 주관하는 가장 중요한 부분은 뇌이다. 그렇다면 뇌를 구성하는 물질은 무엇일까?

이 문제에 대한 해답을 찾으려면 우선 뇌세포를 구성하는 주성분이 무엇인지를 분석해야 하는데, 많은 동물실험 결과 그 주성분이 '인燐'이라는 사실을 알아냈다.

인이 없으면 생체는 성립되지 않는다. 그래서 나는 '좀 더 많은 양의 인을 섭취하면 체세포에 좋은 변화가 생기지 않을까?'라는 생각에서 다양한 동물 실험을 시도했으나 모두 실패하고 말았다. 인과 칼슘은 빠르게 결합하므로, 이를 결합시켜 동물의 체내에 주입했다. 하지만 체세포나 다른 세포에 별다른 변화가 나타나지 않았다.

여기서 나는 유아에게 하루 세 시간 일광욕을 시키면 비타민 D를 보충해 줄 수 있다는 사실에 착안하여, 비타민 D가 인체에 반드시 필요한 물질이라는 사실을 유추해 냈다.

실험 동물들에게 비타민 D를 공급한 후 인과 칼슘을 주입하자 털과 피부 · 동작 등에 놀라운 변화가 나타났으며, 체세포도 활발하게 증식하기 시작했다. 하지만 인과 비타민 D만으로는 혈액의 균형을 유지할 수가 없었다.

그래서 실험 동물의 체내에 엽산 · 철분 · 미네랄 · 석회를 혼합하여 주입한 후 체세포와 성장 속도가 빠른 암세포를 서로 경쟁시켜 보았다. 그러자 암세포는 후퇴했으며, 체세포의 성장 속도가 빨라졌다. 또한 체세포가 순식간에 암세포를 둘러싸서 암세포의 활동을 정지시키고 소멸시켰다.

동물의 내장에서 뇌에 이르기까지 수십 차례에 걸쳐 암세포를 이식하여 이러한 실험을 되풀이하였다. 그때마다 암세포는 완전히 소멸되었으며 동시에 체세포와 콜라겐은 놀라울 정도로 왕성하게 성장해 나갔다. 칼슘과 인 그리고 비타민 D를 필요한 양만큼 체내에 공급해 주면 암을 제압할 수 있는 체세포가 활성화된다는 사실을 확인할 수 있었다.

이와 같은 실험을 통해 체내에 많은 양의 칼슘을 공급해도 인이 없으면 해가 될 뿐 인체에 전혀 도움이 되지 않는다는 사실을 알 수 있었다. 그리고 체내에 인을 미리 축적해 두면 체내에서 인이 칼슘과 결합하여 모든 체세포에 공급되며 또한 체내에 충분한 양의 비타민 D가 있으면 칼슘의 흡수를 촉진시킨다는 사실도 확인할 수 있었다.

야채즙은 이러한 인과 비타민 D를 체내에 축적하는 여러 가지 조건을 모두 만족시킨다. 또한 야채즙은 우리의 신체를 성장시키고 유지하며, 노화를 방지하고 질병이 침입할 틈을 주지 않는다는 세 가지 장점을 갖추고 있다.

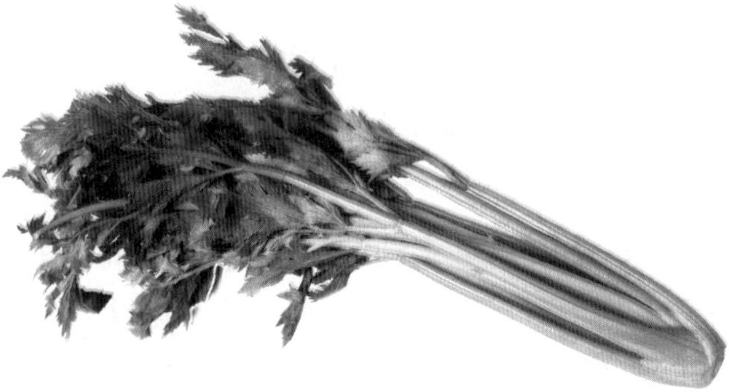

09

암세포를 다스리는 야채즙

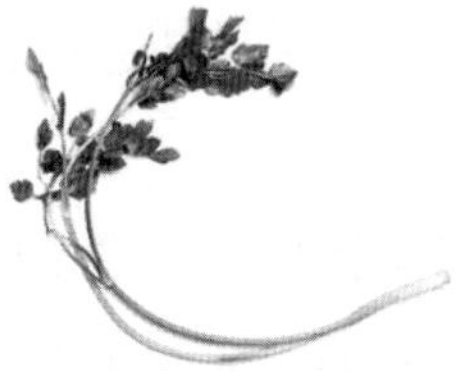

야채즙은 인체에서 가장 딱딱한 단백질인 콜라겐을 증강시켜 나이에 관계없이 성장기의 아이들과 같은 탄력적인 몸을 만드는 원동력을 제공해 준다.

동시에 체내에 들어오는 야채즙이 화학 변화를 일으켜 30가지 이상의 항생 물질이 생성되는데, 이 중에서도 아미티로신이나 아자티로신과 같은 암세포에만 달라붙는 특수한 물질이 증가함으로써 암은 불과 3일이면 소멸된다.

또한 인체를 구성하고 있는 체세포를 바꿀 수도 있다. 이 체세포는 암에 대한 면역력을 갖고 있기 때문에 두 번 다시 암에 걸리는 일이 없게 된다. 이러한 조건을 갖추고 있으므로 야채즙을 꾸준히 복용하면 말기 암환자라도 완치될 수 있다.

산소 호흡기를 달고 있는 말기 암환자라도 의사가 야채즙 200cc를 45분 간격으로 교대하여 카테터chtheter : 체강의 체액을 끌어 내거나 관상 기관의 내용물을 배출하고 주입할 때 쓰는 관를 이용하여 위나 장에 주입해 주면 체세포가 순식간에 증가한다.

야채즙의 작용으로 생체가 소생해 원기를 되찾게 되는 것이다. 이 경우 환자에게 투여하는 야채즙은 하루에 0.6ℓ 정도면 충분하다. 다음날부터는 스스로 복용할 수 있을 정도로 환자의 상태가 호전될 것이다. 이때 주의할 점은 야채즙을 먹는 동안은 항암제나 그 외의 약물을 복용하지 않는다는 것이다.

이 야채즙을 섭취한 많은 말기 암환자들이 건강을 회복하여 예전처럼 자신의 일에 전념하고 있다. 동시에 야채즙의 복용한 사람들은 99% 이상 좋은 효과를 얻을 수 있었다.

무엇보다도 야채즙의 목적은 체세포의 증식 강화를 촉진시키는 것과 동시에 백혈구 · 혈소판의 증강과 T세포의 작용을 3배의 속력으로 증가시켜 강력한 인체를 만드는 데 있다. 그 결과 면역력이 강화되어 암이나 에이즈 같은 질병에도 빼어난 위력을 발휘한다.

한편 중증 당뇨병 환자가 야채즙을 복용하면 이뇨작용을 촉진하고, 당을 분해하고, 인슐린의 작용을 돕는 최상의 효과를 발휘한다. 동시에 복막에 고인 물을 제거할 때도 다른 어떤 이뇨제보다도 빠른 효과를 얻을 수 있다.

혈액이나 혈관 내의 정화 작용에 있어서도 놀라운 위력을 발휘한다. 심장병 환자가 하루에 0.6ℓ 이상의 야채즙을 20일 이상 꾸준히 섭취하면 건강을 회복하게 된다.

나는 오랜 연구 끝에 야채즙을 복용하면 대부분의 질병이 치유된다는 사실을 확인했다.

10

야채즙의 신체적 변화와 반응

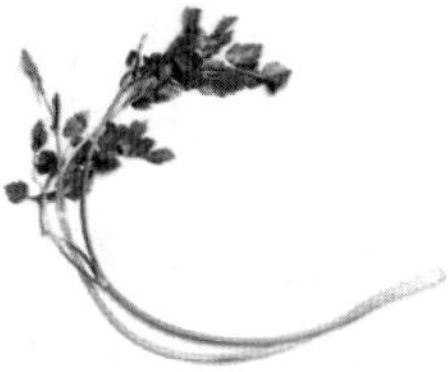

야채즙은 기본적으로 체질을 강화시키는데, 그 주요 변화는 다음과 같다.

첫째, 알코올에 강해진다. 야채즙을 섭취하기 시작한지 1주일되면 그 효과가 나타난다. 그리고 숙취도 사라지게 되므로 적당한 시점에서 술을 끊도록 한다. 술을 항상 마시는 사람은 반대로 술을 마시지 못하게 되는 경우도 있다.

둘째, 여성은 나이에 관계없이 규칙적으로 생리를 하는 경우가 많다. 야채즙을 복용한 80세가 넘은 할머니가 1년 반 동안 규칙적으로 생리를 한 사례가 있으며 심지어 65세에 출산한 경우도 있다. 야채즙을 먹기 시작한 지 4개월 정도가 되면 새로운 생리와 기존의 생리가 교체되기 시작되므로 한 달에 두 번씩 생리를 할 수도 있다. 이것은 결코 이상스런 일이 아니다. 이후로는 규칙적인 생리로 돌아간다.

야채즙을 마시기 시작할 때 다음과 같은 신체적 호전반응

이 일시적으로 일어난다. 신체적 반응은 아래와 같다

첫째, 얼굴 · 손발 · 온몸에 습진이 나타나며 가려움증을 경험하는 사람이 있다. 이런 경우에는 식용유나 맨소래담을 바른다.

둘째, 장기간 약물을 복용하던 사람은 일시적 반응이 강하게 나타난다. 또한 아토피성 피부염이 있는 사람은 야채즙의 양을 조금씩 서서히 늘려 나간다.

셋째, 두부 외상이나 뇌혈관 장애가 있는 사람은 2~3일 동안에 심한 두통이 일어날 수 있다. 하지만 걱정할 필요는 없다.

넷째, 안과 질환을 갖고 있는 모든 사람에게 나타난다. 눈이 침침해지거나 눈 주위가 가렵기도 한다. 이와 같은 현상은 2~3일 정도면 사라지며, 그 후로는 시력이 좋아진다. 콘택트렌즈를 착용하거나 안경을 쓰고 있는 사람은 도수가 낮은 것으로 바꾸거나 가능하면 안경을 쓰지 않도록 한다. 반드시 시력이 좋아질 것이다.

다섯째, 과거에 결핵이나 폐질환을 앓은 사람, 혹은 폐암 증상이 있는 사람은 벌꿀과 무로 만든 기침약을 최소 이틀 정도 기침이 날 때마다 복용한 후 야채즙을 서서히 섭취한다.

마지막으로 부인과 질환이 있는 사람은 야채즙을 복용하기 시작하면 얼마동안 허리가 무겁고 나른한 느낌이 지속된다. 그리고 일시적으로 대하가 증가하기도 하지만, 이러한 증상은 점차 개선된다.

3

야채즙은 만성질환을 다스린다

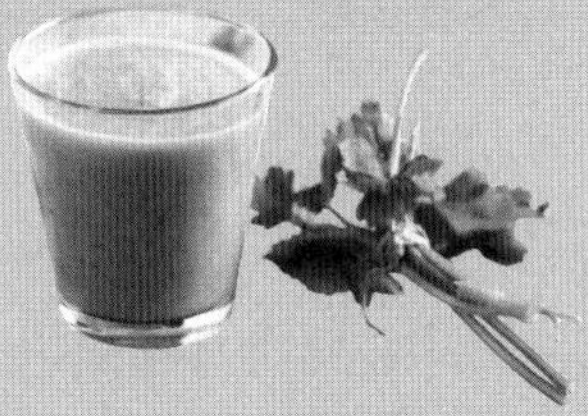

01

암의 발병 원인은 무엇일까

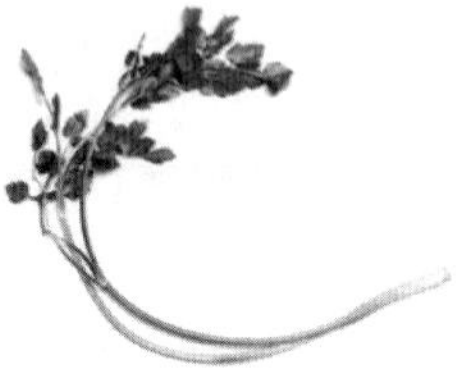

암이란 인체를 구성하고 있는 체세포가 의약품, 약물, 화학합성 물질 등에 의해 체내에서 화학 변화를 하여 돌연변이를 일으키는 것을 말한다. 이 화학 변화 때문에 체세포가 사멸되거나 붕괴되기 시작하면서 그 붕괴된 체세포 틈으로 특수한 세포가 국소적으로 나타난다.

이 특수한 세포는 암화되는 과정에서 전이되기도 하고 수술로 절제해도 끊임없이 재발한다. 이렇게 이상하게 증가한 세포의 집단이 이른바 '종양腫瘍'이다.

종양은 세포 분열에 의해 성장하는데, 그 성장이 일정 수준에서 그치거나 천천히 성장한다면 평생 동안 건강에 지장은 없다. 이것을 양성종양이라고 한다. 이에 반해 세포 분열이 빠르게 진행되고 생명에도 영향을 미친다면, 이것은 악성종양 즉, 암이라고 한다.

같은 체세포인데 왜 암세포만이 옮겨 다니거나 재발을 반복하는 것일까? 그것은 같은 체세포라도 암화된 체세포는 원래 그 부위에 필요치 않는 세포이므로 단독으로 행동할 수 있기 때문이다.

인체를 구성하고 있는 체세포는 그 장소를 떠날 수가 없으며 하나라도 탈락하면 나머지 세포가 둘로 분열하여 부족한 세포를 보충하게 되어 있다. 그리고 보충이 끝나면 더 이상 세포 분열을 하지 않는다. 이 원칙이 지켜지고 있는 한 신체의 크기와 형태와 기능은 일정하게 유지되는 것이다.

체세포에는 분열 능력이 잠재하고 있는데, 이것은 필요에 따라 나타나며 필요의 한도를 넘지 않도록 하고 있다. 이것이 바로 건강한 상태이다.

또한 경단백질인 콜라겐이 암의 발생과 치료에 크게 관여하고 있다. 콜라겐은 동물의 신체를 구성하는 매우 중요한 단백질인데, 이것을 '교원膠原'이라고도 한다. 동물의 피부나 뼈 · 연골 · 인대 · 모발 등의 지지 조직에 다량으로 존재하며, 고등동물의 경우 전체 단백질 3분의 1을 차지하고 있다.

콜라겐은 섬유 모양의 경단백질로서 대부분 동물의 형태나 구조를 유지하는 구실을 하고 있다. 전자현미경으로 보면 700옹스트롬[1Å은 1억분의 1cm]마다 물결 모양을 이루는 섬유처럼 보인다.

콜라겐은 글리신 · 프로린 · 히드로키시프로린을 다량으로 함유하고 있으며, 물이나 희산과 함께 가열하면 용액 속에 젤라틴이 침출된다. 상어 등과 같은 연골이 많은 생선을 끓인 국물을 식히면 앙금이 생기는 것은 이와 같은 콜라겐 성질 때문이다.

그런데 체세포의 콜라겐이 이상하게 붕괴되어 몸에 여러 가지 질병을 일으키는데, 암 역시도 그 중에 하나이다. 콜라겐이 이상을 일으키는 데는 두 가지 유형이 있다.

첫째는 육류나 합성칼슘, 우유를 많이 먹어 동물성 지방과 칼슘을 과잉 섭취했을 때이다.

둘째는 화학합성 물질을 함유한 조미료나 음식물을 먹었을 때로서 특히, 의약품과 드링크제가 매우 심각하다. 즉, 인공적으로 만들어진 것을 체내에 들여보내면 곧장 문제가 생기는 것이다.

이 두 가지 조건이 갖추어지면 금방 몸 여기저기에 이상이 생기게 되는데 체세포나 콜라겐의 붕괴가 촉진되고, 여러 가지 질병이 생기기 시작한다. 암이 그 전형적인 사례이다.

폐암으로 사망한 환자의 세포를 꺼내서 조사해 보면 다른 질병으로 죽은 사람의 폐보다도 15~23배나 많은 칼슘이 축적되어 있다. 그리고 폐포에 축적된 칼슘 주위에는 암세포가 포위하듯 붙어 있다.

폐암으로 사망한 사람 가운데 10명 중 9명은 이와 같은 상태이다. 암세포 그 자체가 사망의 주원인인지 칼슘이 콘크리트화한 것이 원인인지는 전혀 알 수 없지만, 심장병으로 죽은 환자의 심장을 조사해 보면 99%가 심장의 근육에 칼슘이 들러붙어 콘크리트벽처럼 되어 있었다. 한편 심장이 돌과 같이 딱딱하게 굳어 있었다.

건강식품 열풍으로 많은 사람들이 칼슘제를 과다 복용한

결과, 암이나 심장병의 사망률이 급증하고 있다. 이러한 사실만으로도 칼슘이 얼마나 무서운 것인지 알 수 있다.

칼슘을 많이 섭취하라고 권유하는 의사나 건강보조식품 판매원의 말을 맹신해서는 안 된다.

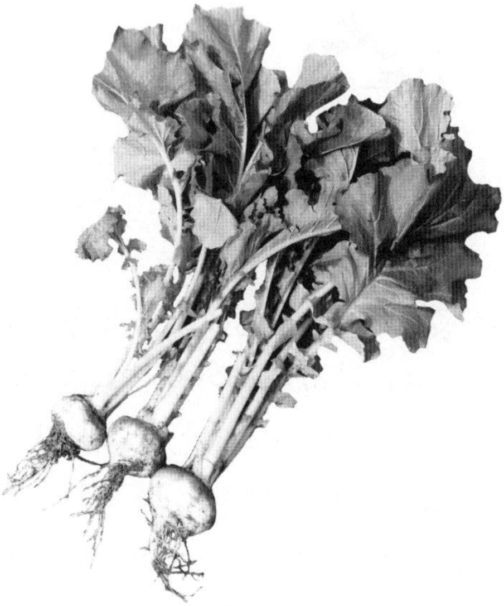

02

암을 다스리는 야채즙 건강법

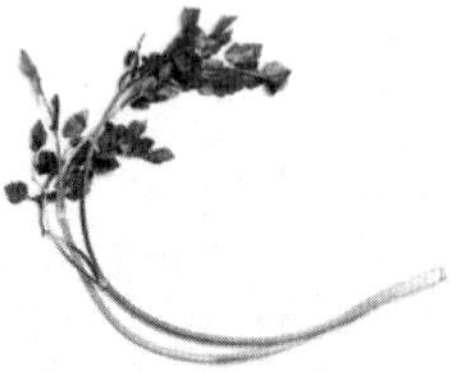

먼저 야채즙을 하루에 0.6ℓ 이상 복용한다. 이것은 결코 많은 양이 아니다. 특히 통증이 있을 때는 마루야마 백신이 통증을 완화시켜 준다. 그리고 암을 치료할 때는 칼슘과 지방을 절대로 섭취해서는 안 된다.

이 건강법은 암뿐만 아니라 뇌종양이나 뇌연화 · 뇌혈전 · 고혈압 · 간장 · 폴립양성종양 · 위 · 십이지장궤양 · 심장병 · 내장 질환에 모두 해당되며 백내장과 무릎 관절염, 그밖의 각종 질병에도 적용된다.

시력 장애가 있는 사람은 야채즙을 복용한 지 10일쯤 되면 눈이 아프거나 흐린 증상이 나타나지만, 며칠만 지나면 그와 같은 증상은 곧 사라진다. 야채즙을 복용하기 시작한 지 20일쯤 되면 눈이 잘 보이게 되고, 안경을 쓰던 사람도 대부분 안경이 필요 없게 된다.

또한 야채즙을 4개월 이상 복용한 사람은 대부분 실제 나

이보다 20세 가량 더 젊어 보이게 된다. 74세인 여성이 야채즙을 복용하자 폐경 이후에 다시 생리가 시작되었고, 그 후로도 규칙적으로 생리를 한 사례도 있다.

말기 유방암 혹은 악성 유방암이라고 해도 2개월 동안 야채즙을 0.6ℓ 이상 꾸준히 복용하면 암은 자신도 모르는 사이에 소멸된다. 그리고 수술할 필요가 전혀 없다.

자궁암 환자도 야채즙을 0.6ℓ 이상 꾸준히 복용해 보라. 그러면 약 한 달쯤이면 암 주위에 생긴 젤리 모양의 형태가 사라지고 암이 있던 부위는 검게 굳어져 간다. 그대로 계속해서 복용하면 암덩어리는 점점 작아져서 자궁이 핑크색을 띠며 점차 건강해진다.

자궁근종의 경우에도 마찬가지이지만, 간혹 1,000명에 1명 정도는 암이 막대기처럼 딱딱하게 굳어 버릴 수 있다. 그리고 이것이 자궁내막을 찌르게 되어 출혈이 생기므로, 이와 같은 증상이 있는 사람은 즉시 병원으로 가서 그 부분을 절제하도록 한다.

암은 야채즙을 복용하는 한 생명에 별 이상은 없을 것이다. 이런 경우 기능이 회복될 때까지 1~7개월 동안 꾸준히 복용하면, 반드시 건강을 회복하게 될 것이다.

육식과 유제품의 섭취량이 늘어난 요즘, 과거에는 좀처럼 볼 수 없었던 스킬스성 위암이 젊은 사람들에게서 많이 나타나고 있다.

스킬스성 위암은 위 속에 혹 같은 것이 생기는 일반 위암과는 달리 위벽 전체가 암세포에 침해되는 병이다. 자각 증상으로는 처음에는 위가 쓰리다가 서서히 식욕이 감퇴된다. 그리고 두통이 생기고, 위와 등에 통증을 느끼고 마침내 전신에 통증을 느끼게 된다. 이 암이 발생하면 진행 속도가 무척 빠를 뿐 아니라 전신의 림프로 전이된다.

스킬스성 위암은 암세포가 매우 심하게 전이된다. 따라서 절개수술을 해도 더 이상 손을 쓸 수가 없어 결국 그대로 봉합하는 사례가 많다. 그래서 현대 의학으로는 절대로 고칠 수 없는 병이라고 한다.

현재로선 스킬스성 위암에 걸리면 위나 십이지장 수술을 하는데 배꼽 아랫부분까지 절개하여 소화기관을 크게 절제하는 방법을 쓰고 있다.

위나 십이지장의 수술을 할 경우 보통 10~12cm 정도를 자르는 것만으로도 충분하다. 그리고 반드시 수혈을 해야 하는 수술은 하지 않는 편이 오히려 낫다고 할 수 있다. 10~12cm 정도를 절제할 정도의 수술이라면 수혈하지 않아도 되지만, 대부분 수혈을 하고 있는 실정이다.

이제 세계적으로 통용되는 외과 의료를 재실시해야 할 시점이다. 그러기 위해서는 의료 종사자들이 끊임없이 연구하고 노력해야 한다.

반드시 수술을 받아야 하는 환자라면 적어도 1~3개월 동안 하루에 0.6ℓ 정도의 야채즙을 복용한 뒤 다시 한 번 검사를 받아 보기 바란다. 그러면 수술을 하지 않아도 될 정도로 상태가 호전되어 있을 것이다. 그리고 암 적출 수술을 받은 환자가 야채즙을 복용하면 환부가 쉽게 아물고 회복도 빠르며, 전이될 우려가 없다.

한 가지 더 알아둘 점은 수술 전에 백혈구나 혈소판·혈액상blood picture·최저혈압·신장과 간장 검사는 반드시 해야 하고, 엑스레이나 조영 검사는 가급적 하지 않는 편이 좋다.

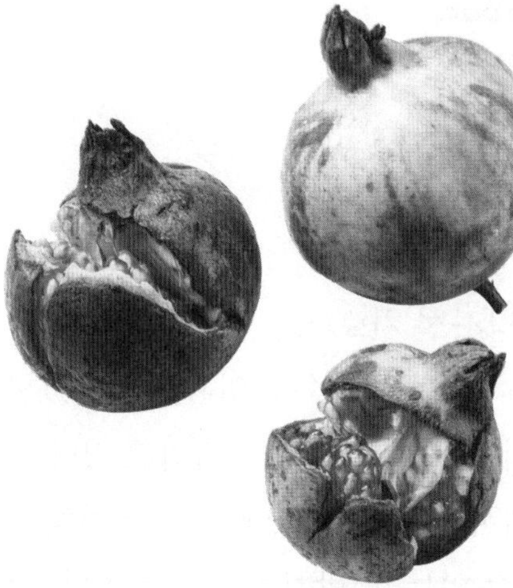

03

항암제 복용은 가급적 피해야 한다

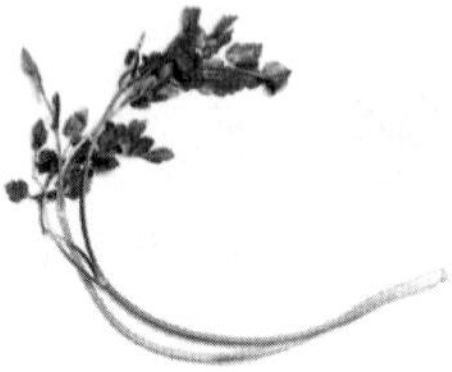

수술과 항암제, 방사선 치료가 암 치료를 위한 3대 요법으로 간주되어 왔다. 하지만 대다수의 의사들은 방사선 치료로는 일시적인 효과밖에 볼 수 없다고 생각하고 있다.

나는 환자들에게 방사선은 인체에 심각한 피해를 주므로 방사선 조사는 될 수 있는 한 받지 말라고 조언하고 있다. 검사를 위한 가벼운 조사라도 매우 위험하다. 하물며 암세포를 파괴할 목적으로 실시하는 코발트 조사는 더 말할 것도 없다. 코발트 조사를 받고 나서 목숨을 잃은 환자들은 수없이 많다.

뇌종양 환자의 사례를 들어 보겠다.

뇌종양으로 적출 수술을 받은 지 10일 후 그 환자는 혼자서 목욕을 할 정도로 상태가 매우 호전되었다. 11일째 되던 날 담당의사의 회진이 있었는데, 그때 다음과 같은 대화가 오고갔다고 한다.

"선생은 오늘부터 방사선 치료를 받으셔야 합니다."

"선생님 조금만 시간을 주십시오. 집사람과 의논한 후에 결정하겠습니다."

"미루시면 나중에 후회하실 겁니다. 병원의 지시에 따르지 않겠다면, 당장 퇴원 수속을 밟으세요."

담당의사는 이렇게 말하고 병실을 나가 버렸다.

그날 오후부터 환자는 본인의 뜻과는 전혀 관계없이 매일 30회의 방사선 치료를 받기 시작했다. 그리고 29일째가 되던 날 방사선 치료를 받던 중에 발작을 일으켜 사망하고 말았다. 그때 그의 나이는 31세였다.

그러나 그 환자가 사망했어도 담당의사는 끝내 병실에 나타지 않았다. 코발트 조사를 실시하면 암세포뿐만 아니라 그 주위에 있는 건강한 뇌세포까지도 파괴한다.

이 환자가 사망했을 때의 얼굴은 차마 쳐다볼 수 없을 만큼 참혹했다. 수술 후에 밝게 웃던 그 환자의 얼굴이 지금도 잊혀지지 않는다. '코발트 조사를 하면 암의 재발을 막을 수 있다'는 지나친 믿음이 많은 사람들의 생명을 앗아가는 결과를 초래하고 있다.

어떤 일이 있더라도 목 윗부분은 절대로 방사선 치료를 받으면 안 된다. 암보다도 방사선 조사로 인해 치명상을 입게 되는 사례가 많기 때문이다.

수명을 연장시키는 효과가 있다고 해서 암치료에 항암제를 사용하는 것은 대단히 위험한 일이다. 이것을 허가한 보건당국과 의료기관의 처사가 의문스러울 뿐이다.

말기암으로 입원하면 기껏해야 3개월 정도밖에 살 수 없는 것으로 간주하는데, 그것은 바로 항암제 때문이다. 암만으로는 그렇게 빨리 목숨을 잃지는 않는다. 그리고 시체를 해부해 보면 내장은 그야말로 엉망진창이다.

약물에만 의지하는 최근의 의료 실태가 가장 심각한 형태로 나타나고 있는 것이 항암제이다. 이런 일을 허가하고 있는 의료 행정에도 큰 책임이 있다. 잘못된 의료 행정은 하루빨리 개선되어야 한다. 그리고 항암제뿐만 아니라 투약이나 의료 처치에 대해서도 결코 과신해서는 안 된다.

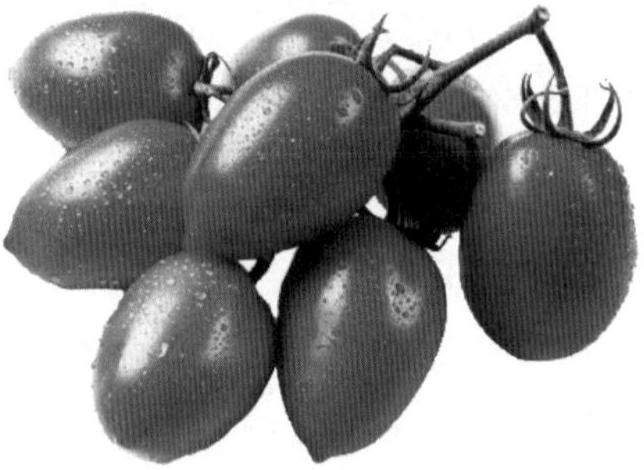

04

야채즙은 백혈병에도 효과를 보인다

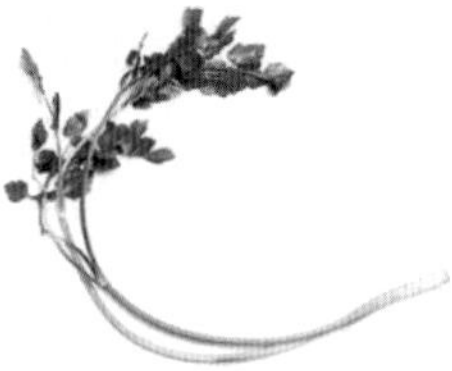

야채즙은 혈액암이라고 하는 백혈병 치료에 매우 효과가 있다. 야채즙을 0.6ℓ 이상 매일 복용하면 눈에 띄게 증상이 개선될 것이다. 만일 백혈병을 앓고 있다면 약을 서서히 줄이면서 가급적 하루도 거르지 않고 야채즙을 꾸준히 복용하는 것이 좋다.

열흘 후에는 백혈구와 혈소판이 일반 사람의 3분의 1 수준까지 회복될 것이다. 3개월 동안 복용하면 정상 수준으로 돌아오게 되며, 1년간 끈기있게 복용하면 건강을 완전히 회복할 것이다.

방사선 치료 부작용으로 인한 백혈병인 경우에도 야채즙을 하루에 0.6ℓ 이상 꾸준히 복용하면 혈소판 수가 하루에 약 12,000개, 백혈구는 700~10,100개로 증가할 것이다. 한 달쯤 지나면 거의 정상수치로 되돌아오게 된다.

또한 돌연변이에 의한 급성 백혈병인 경우에는 야채즙을 2

주일 동안 꾸준히 복용하면 혈소판 수가 130,000~160,000개, 백혈구 수는 3,700~4,000개로 증가할 것이다.

그밖에도 야채즙과 함께 칼슘 성분이 들어 있지 않은 프로테인을 녹여서 아침저녁으로 10g씩 복용한다. 이때 녹은 프로테인을 체내에서 효과적으로 소화시키는 레시틴을 아침에 1알, 저녁에 1알씩 함께 복용하면 큰 효과를 볼 수 있다.

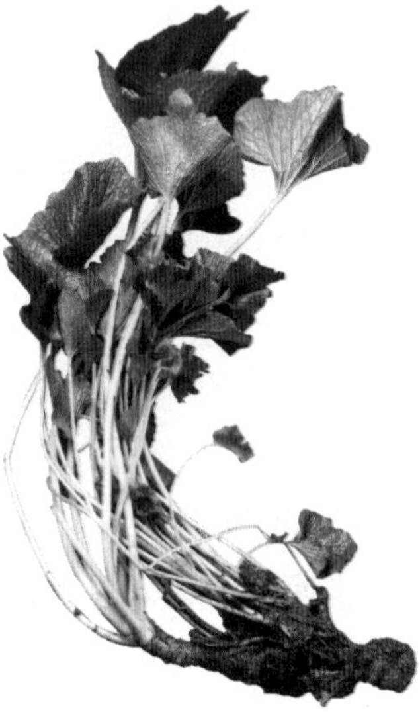

05

야채즙으로 치매를 다스린다

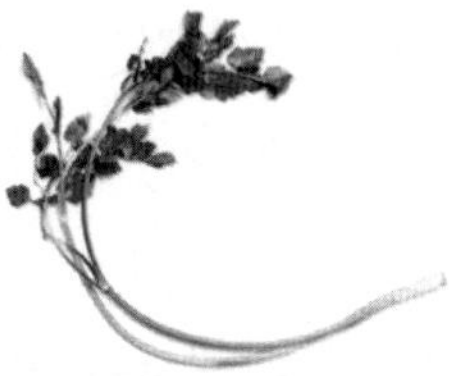

치매는 왜 생길까

치매란 어느 정도까지 발달했던 지능이 병으로 쇠퇴되는 증세를 말한다. 그뿐만 아니라 치매에 걸리면 감정이나 의욕도 완전하게 황폐화된다.

나이가 들면 생리적 · 신체적 · 정신적으로 점점 쇠퇴해 가는데, 그 정도가 심한 것을 노인성 치매라고 한다.

치매에 걸리게 되면 정신병적 증상이 나타날 뿐만 아니라 기억력이나 판단력과 이해력이 떨어지게 된다. 또한 자기 고집만 내세우고 환각이나 망상증이 나타나며, 마침내 정신착란 상태에까지 이르게 된다.

치매의 원인은 뇌출혈 후의 후유증을 비롯하여, 교통사고와 같은 두부 외상 후의 후유증, 알코올이나 약물 중독 등 매우 다양하다.

요즘 사회적으로까지 큰 문제가 되고 있는 병은 바로 노인성 치매, 즉 알츠하이머병이다. 사람들은 이 병에 대한 궁금증도 늘어나 노인성 치매를 예방하고 치료하는 방법은 없는지, 그리고 그에 대한 효과적인 치료약은 없는 지 하는 등등의 많은 질문을 받는다.

알츠하이머병이란 20대부터 50대에 걸쳐 어느 날 갑자기 뇌세포가 붕괴하기 시작해 발생하는 병으로서 길을 잃어버리거나, 자신이 누구인지, 심지어 자신의 집이 어디인지조차 기억하지 못하는 난치성 질환이다.

왜 이러한 증상이 나타나는지 그 원인에 대해서는 아직도 확실하게 밝혀지지 않았으며, 완전한 치료법도 없다. 다만 간단하게 간뇌와 소뇌의 연결구를 통과하는 신경세포가 도중에서 새어 나가는 것이 원인이라 보고 있다.

해부체에 전동용 특수 섬유소를 통하여 저주파를 보내면 그 뇌세포는 정상적인 사람과 같이 작동한다. 무엇 때문에 뇌세포에 이와 같은 부작용이 생기는 것일까?

분명한 사실은 이 뇌세포와 신경세포에 다량의 칼슘이나 동물성 지방을 채우고 저주파를 보내게 되면 알츠하이머와 같은 반응을 보인다는 것이다. 즉 약물에 의해 알츠하이머병이 발병할 수 있다는 것이다. 외국에서는 거의 인정되지 않은 '유비데카레논'이라는 강심제가 알츠하이머병의 한 원인이 된다고 견해를 밝히고 있다.

이 약은 원래 부정맥을 위해 개발된 것으로 교감신경의 베타수용기의 차단제로 현재도 시판되고 있다. 이 약은 제약회사에 따라서 혈압강하제나 강심제 등으로 사용되고 있다. 전문가들은 이것을 베타블로커βblocker : 부교감 신경항진제라고 부르고 있다.

이 유비데카레논 제제를 함유하는 혈압강하제나 강심제를 투여할 경우 의사는 칼슘제를 함유하는 음식물이나 건강식품의 섭취를 삼가도록 환자에게 알려주어야 한다. 그와 동시에 의사는 이 약을 투여할 때에도 반드시 주의해야 한다.

하지만 안타깝게도 의료 현장에서는 이 약을 칼슘제와 함께 투여하고 있다. 진정한 의사라면 환자에게 투여하는 의약품의 내용 물질과 다른 약물과의 관계를 세심하게 고려해야 한다. 제약회사의 설명문만을 읽고 다른 문헌은 전혀 들춰보지 않는다면 환자에게 제대로 된 설명을 할 수 없을 뿐 아니라 큰 실수를 저지를 수도 있다. 그리고 영양 섭취를 잘못하게 되면 알츠하이머병이 생길 수 있다.

태아의 뇌세포는 베타아밀로이드beta amyloid에 의해 성장과 발육이 억제되어 출산할 때까지 더 이상 자라지 않게 되나 어머니의 배 속에서 모든 기능을 만드는 데 전념하도록 되어 있다. 그리고 출산과 동시에 이제까지 억제되어 있었던 뇌는 베타아밀로이드가 빠르게 뇌신경 세포와 뇌신경원 섬유세포로 바뀐다. 그러면 간뇌뇌의 일부가 왕성하게 성장하게 된다. 그리고 뇌의 성장은 신체의 발육과 동작을 촉진시킨다.

그런데 치매에 걸리면 뇌신경 세포에 베타아밀로이드가 빠르게 증식하여 뇌신경 세포를 손상시킨다. 그 후에 남는 뇌신경원 섬유세포는 비정상적으로 얽혀서 그물과 같은 모양이 되는데, 이것을 노인성 치매라고 한다. 영양 섭취가 잘못되거나 화학물질이 체내에 들어가게 되면 이와 같은 증상이 생긴다.

육류나 유제품의 과잉 섭취가 치매를 부른다

동물성 단백질이나 우유와 유제품 등을 과잉 섭취하면 체질이 점차 동물에 가까워지게 되어 인체의 면역 체계에 문제가 생긴다.

동물의 한 살은 사람으로 치면 다섯 살에 해당한다. 동물의 스무 살은 사람의 백 살에 해당하는 셈이다. 오늘날 10대 청소년에게 흰머리나 고혈압 · 당뇨병 · 십이지장궤양 · 위궤양 같은 옛날에는 미처 생각지도 못했던 노인성 질환이 많이 나타나고 있는 것도 이와 같은 이유 때문이다.

심장병에 걸리거나 뼈가 부러지는 것도 그 한 예라고 할 수 있다. 가령 20세에 노망이 든다고 해도 결코 이상한 일은 아니다. 동물 나이로 치면 100세에 해당하는 셈이니까. 나는 육류나 유제품의 과잉 섭취가 알츠하이머병을 유발한다고 생각한다.

화학합성 물질에 의해 치매가 생긴다

화학합성 물질, 특히 화학합성에 의한 색소제나 항생 물질을 장기적으로 다량 투여하게 되면 베타아밀로이드의 증식이 빠르게 촉진된다.

베타아밀로이드의 증가는 노인성 치매의 원인이 된다. 많은 동물 실험과 병을 앓고 있는 사람들을 관찰, 연구한 결과 약의 양과 기억의 변화에는 밀접한 상관관계가 있다는 사실이 밝혀졌다.

사망한 환자의 뇌를 조사해 보면, 뇌혈관은 물론이고 뇌세포 속에까지 색소 등의 화학합성 물질이 스며들어 있다. 이러한 물질이 뇌의 기능을 차단하고 전달을 방해하는 구실을 하고 있다. 그렇게 되면 손가락이 떨리는 수전증이 나타나기도 하는데, 이와 같은 증상은 과도한 투약에도 그 원인이 있다.

그런데도 더 많은 약을 투여하기 때문에 치매는 물론 뇌 자체를 더욱 마비시키게 된다. 사망한 알츠하이머 환자를 해부하여 그 뇌세포를 조사해 보면 뇌신경세포 등의 기능이 마비되어 사망한 사례가 많다. 이러한 증상은 치매를 치료하기 위해 약물을 복용해서 생기는 것이다.

치매를 비롯하여 이와 같은 뇌신경 마비를 예방하려면 어떻게 해야 할까? 병에 걸리더라도 약물 투여를 반드시 최소화해야 한다. 약물에 의한 부작용이 크다는 사실을 알고 있는 선진국에서는 무턱대고 약물로 질병을 다스리지는 않는다. 이러한 잘못된 의료 행위는 하루 빨리 고쳐져야 한다.

야채즙과 환자에 대한 배려가 치매를 치유한다

현재로선 치매를 치료하는 약은 없다. 보건당국이 인가한 치매에 대한 치료약이 있다고 해서 나는 정신과 의사와 함께

1년 동안 환자의 동향을 관찰했지만, 단 한 명도 완치되지 않았다.

치매의 치료약은 오히려 증상을 악화시킬 뿐이었으며, 그 결과 향정신약을 투여해야 하는 지경에 이르렀다. 중요한 것은 약품의 설명서에 기재되어 있는 효능에 대해선 믿을 수 없다는 사실이다.

환자를 치료하는데 도움이 되는 것은 치료하는 사람의 마음이다. 약품에 의존할 것이 아니라 정성껏 환자를 돌보는 마음의 약이 필요하다. 이와 동시에 야채즙을 하루 0.6ℓ 이상 복용해야 한다. 야채즙 속에는 뇌의 생육에 필수 요소인 인이 다량으로 함유되어 있기 때문에 치매증 방지와 기능 회복에 최고의 치료이다.

그리고 치매증을 치료하기 위해서는 환자의 과거를 추억하는 일을 해야 한다. 그리고 환자의 손이나 몸에 자신의 손을 얹고 하루에 몇 십 번이고 꾸준히 대화를 나누어야 한다. 이렇게 지난날을 떠올림으로써 자연스럽게 현재의 생활도 기억해 낼 수 있게 된다.

이때 반드시 주의해야 할 점은 환자에 대해 화를 내거나, 폭력을 휘두르거나 치매에 걸렸다는 말을 하면 안 된다. 이 세 가지 사항을 꼭 지켜야 한다.

산책을 할 때, 또는 세수나 손발을 씻기려고 할 때는 환자가 항상 쓰는 팔과 자기의 팔을 서로 끼고 환자가 걷기 전에 이야기를 하면서 자신의 다리를 환자의 앞으로 내밀며 한 번 회전시켜 보라, 그러면 아무리 완고한 환자라도 순순히 따라

하게 될 것이다.

치매를 예방하려면 하루 세 끼 밥을 먹고 꾸준히 걸어야 한다. 그리고 약물 복용은 가급적 자제해야 한다.

냉난방이 치매를 증가시킨다

오늘날의 냉난방 기술의 발달은 류머티즘이나 치매 환자를 증가시키는데 한 몫을 담당하고 있다. 왜 그럴까? 그것은 생체 자체가 고온에 무척 약한 성질이 있기 때문이다. 음식물이 따뜻한 곳에서 금방 부패해 버리는 것과 같은 원리이다.

머리뿐 아니라 전신을 하루에 2~3분간 영하 30~40℃ 정도까지 식혀주면 노인성 치매나 류머티즘 환자는 사라질 것이다.

액세서리 착용도 치매와 유방암의 발생률을 높힌다

보건당국이나 병원 관계자는 '최근 수년 사이에 여성 치매 환자가 급증하고 있다.'며 우려의 목소리를 높이고 있다.

그래서 나는 수백 명의 치매 환자들을 대상으로 환자의 병력과 가족 관계, 과거부터 현재까지 낱낱이 조사해 보았다. 그 결과 치매 환자들의 조상이나 형제자매 중에는 치매에 관계되는 요인이 한 가지도 없었다. 즉 유전적 요소가 전혀 없었다. 그런데도 치매가 진행되고 있는 것이다.

어떤 이유로 이러한 치매 환자가 늘어나고 있는 것일까?

수년 동안에 조사해 본 결과 전혀 뜻밖의 사실을 알게 되었다. 그것은 아름답게 꾸민 여성이 겉모습에 신경을 쓰면 쓸수록 그 사람의 뇌가 퇴화한다는 사실이다.

"저 사람은 양 손에 반지를 끼고 귀걸이 · 목걸이 · 팔찌까지 온몸을 화려하게 꾸미고 다녔었는데, 그러던 사람이 어쩌다가 저렇게 됐는지……"

라는 말을 치매 환자의 친구나 이웃들로부터 듣게 되었다. 이러한 증언은 치매와 밀접한 관련이 있다.

액세서리를 착용하는 사람과 착용하지 않는 사람을 비교해 보니, 양 손에 반지를 끼고 귀걸이와 목걸이를 하고 있는 사람은 대개 다음과 같은 질병 중에 어느 한 가지 병을 앓고 있었다.

1)청각 이상특히 저음을 들을 수가 없다.이나 이명증 · 난청 증상이 있다.
2)시각 장애좌우 시력의 오차, 난시, 시야가 좁아진다. 등이 생기며 젊은 사람들에게서는 백내장이 나타나기도 한다.
3)10대나 20대의 젊은 사람은 생리통이나 생리 불순 · 불면증 · 요통을 포함하는 근종종양이 발견되었다. 유방암은 최근 몇 년간 증가하고 있는데, 70% 이상이 액세서리를 많이 착용한 여성들이었다.
4)두뇌 회전이 둔해지고, 건망증이 심해지고, 기억력이 감퇴한다.
5)반사 신경이 둔해지고 자제심을 잃기 쉽다.

6) 항상 병치레가 잦고 변비가 있다.
7) 피부가 매우 거칠어지고 탄력이 떨어진다.
8) 정서 불안 증상을 나타낸다.

모든 치매 환자들은 이상과 같은 질병 중 어느 한 가지를 앓고 있다는 사실이 조사 결과 확인되었다. 비록 겉모습은 화려해 보이지만 몸은 건강하지 못했던 것이다.

또한 액세서리의 피해를 알아보기 위해 동물 실험을 해 본 결과 놀라운 사실을 확인할 수 있었다.

박쥐의 귀에 0.3캐럿의 금붙이를 달아 줄 경우 박쥐는 날 수 없게 된다.박쥐는 자신의 혀에서 초음파를 내서 그 음파에 의해 거리를 측정하며 날아다닌다. 박쥐에게 이러한 금붙이를 달아주면 한 방향으로밖에 돌지 못한다. 뱀은 S자로 길 수 없게 되고 막대기처럼 뻣뻣하게 굳어 버린다. 개나 고양이에게 귀걸이나 목걸이를 달아주면 얼마 지나지 않아 죽는다.

자연계의 동물들은 이처럼 매우 민감하게 반응한다. 그러면 어째서 액세서리를 몸에 지니면 나쁜 걸까?

인체의 저주파 전류는 피부와 신경을 통하여 뇌에서 내려오는 지령을 신체의 여러 곳에 전달한다. 피부는 신경 전달에 있어서 중요한 구실을 하는데 금속제 액세서리를 착용하면 회로가 차단되고, 합선되고 방전되어 버린다.

폴립양성종양이나 암이 생겼을 때에 뇌세포는 열심히 백혈구나 T세포에게 이상세포를 공격하도록 지시하게 되는데, 액세서리를 착용하게 되면 지령 전달에 방해를 받게 된다.

따라서 목걸이를 했다면 목 아래쪽으로는 백혈구나 T세포가 이상세포를 공격을 할 수 없게 된다. 이 때문에 유방암이나 자궁암, 그리고 종양 등이 생기기 쉽다.

이러한 액세서리가 원인이 되어 암환자의 수가 해마다 불어나고 있으며, 동시에 여성 치매 환자도 계속 늘어나고 있다.

사람은 25세를 지나면 뇌세포가 하루에 10만 개씩 줄어든다고 한다. 그런데 액세서리를 착용하게 되면 뇌세포는 다시 3배의 속도로 빠르게 줄어들게 된다. 다시 말하면 하루에 30만 개의 뇌세포가 소멸된다는 것이다.

이것이 치매를 유발하는 중요한 요인이 된다. 허리가 무겁거나 아랫배가 딱딱하고, 대하가 있거나 생리통이 심하고, 생리가 개운치 않고 항상 오래 지속되는 여성은 자궁근종이나 난소종양 외에 자궁암이나 종양도 주의해야 한다.

그래도 화려하게 치장하고 싶다면 적어도 오른쪽이나 왼쪽 중 어느 한쪽만 액세서리를 착용한다면 최소한 몸에 주는 영향을 절반으로 줄일 수 있다.

만일 젊은 여성이 이와 같은 증상이 있다면, 하루에 0.6ℓ 이상의 야채즙을 1년 동안 꾸준히 복용해 보라, 그러면 종양이나 암은 완전히 사라지게 될 것이다.

야채즙은 뇌 장애에 뛰어난 효과가 있다

외상성 후유증 · 뇌출혈 후유증 · 뇌종양 · 뇌연화 · 동맥경화 · 혈전 · 당뇨병에 의한 뇌출혈, 그 외에 간질 발작, 중증 뇌 장애에 의한 보행 · 언어 · 요실금 · 정동실금사소한 자극에도 울거나 화를 내는 증상 등 뇌 장애로 인한 증상은 매우 다양하다.

야채즙은 이러한 모든 증상에 뛰어난 효과를 발휘한다. 야채 속에는 뇌를 형성하고 사용하는데 반드시 필요한 성분이 들어 있기 때문이다.

간질 발작이 있는 사람은 하루에 0.6ℓ 이상의 야채즙을 3일 이상 복용한 후에 병원에서 처방한 약을 서서히 줄여 나가도록 한다. 야채즙을 섭취하기 시작한 지 한 달쯤 지나면 아무리 심한 간질이라도 약이 필요 없게 된다.

내가 지금까지 만난 수천 명의 간질 환자 중 한 달 이상 야채즙을 섭취한 사람 중에 가끔 약을 복용한다는 사람은 3~4명에 불과했다. 약은 지속적으로 복용하는 것이 아니므로 서서히 줄여 나가도록 한다.

뇌 장애에 의한 기능마비가 있는 사람은 하루에 야채즙을 0.6ℓ씩 복용한다. 그리고 3일 후부터는 약을 서서히 줄여 나간다.

기본적으로 뇌와 기능 회복에 효과적인 약은 없다는 사실을 알아야 한다. 다만 고혈압 약은 서서히 복용을 중단해야 하는데 3개월 정도를 목표로 서서히 줄여 나간다. 그리고 혈압을 가정에서 측정할 경우에 요즘 시판되는 디지털식 혈압계로는 최고혈압에서 20을, 최저혈압에서 10을 뺀 수치를 고려해야 한다.

여기서 가장 중요한 것은 뇌나 척수, 척추골절에 의한 기능 장애, 하반신 마비 등에 대하여 전기 치료나 침, 그리고 자기 치료는 절대로 받아서는 안 된다. 또한 쓸모 없는 약은 복용을 중단해야 한다.

몇 년을 복용해도 효과가 없다는 것은 이미 약이 아니라, 그 약에 의해 기능이 마비되었을 확률이 높다는 사실을 뜻한다. 그것은 오히려 치료에 방해가 될 뿐이다.

어떤 환자는 뇌 장애로 4년 동안 누워서 지냈다. 기저귀를 찬 채 말도 못 하고 양 손은 모두 구부러져 있었다. 그러나 야채즙을 6개월 이상 복용하자 혼자서 스스로 걸을 수 있게 되었다. 또한 1년 후에는 말도 할 수 있게 되었으며, 옷을 직접 입고 벗을 수 있게 되었다. 만약 약만 복용하였다면 이와 같은 회복은 상상조차 못했을 것이다. 그러므로 약물 복용을 중단하는 것도 건강을 회복하기 위한 하나의 방법이다.

뇌종양인 사람이 야채즙을 복용할 때는 매우 주의해야 한다. 뇌종양 수술 후 관을 아직 빼내지 않았을 경우에는 야채즙을 3일 동안 관을 통해 복용하면 관 속으로 뇌세포가 들어간다. 그러므로 가급적 빨리 관을 떼어내야 하며 그렇지 않으면 나중에 그것을 뽑아내는데 시간이 걸릴 뿐만 아니라 일시적으로 두통이 생길 수도 있다. 관을 떼어버리고 6개월 동안 야채즙을 복용하면 예전과 같은 상태로까지 회복된다.

그리고 조금이라도 걸을 수 있게 되면 환자가 넘어졌을 때 스스로 일어나도록 해야 한다. 부축을 하는 것은 환자를 위하는 것이 아니다. 작은 동작을 훈련하다 보면 의외로 놀라운 회복 효과를 볼 수 있다. 이때 서두르면 절대로 안 된다.

재활 치료에 필요한 조건은 다음과 같다.

1)동정하지 않는다. 비록 넘어지더라도 옆에서 거들어 주지 말고 환자가 자기 힘으로 스스로 일어나도록 해야 한다.
2)결코 화를 내지 않는다.
3)날마다 자신을 세밀하게 관찰한다.
4)손에 호두나 골프공 등을 쥐게 한다.
5)발가락이나 발 · 무릎 순서로 서서히 움직이도록 한다.
6)잠잘 때 외에는 누워 있지 못하게 하고 한 가지 동작이라도 스스로 할 수 있도록 한다.

한편 거미막하출혈뇌를 둘러싸고 있는 혈관이 터져 뇌 바깥쪽의 얇은 막 아래에 피가 고이는 현상이나 뇌출혈이 있을 경우에는 8시간 이내에 수술을 하면 후유증은 대부분 생기지 않는다. 단지 빠른 시간에 치료하는 것이 생사를 결정한다.

06

야채즙으로 당뇨병을 다스린다

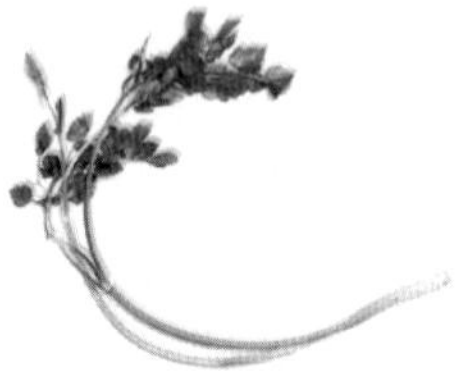

소변 속에 당이 많이 나오는 것을 당뇨병이라고 한다. 이보다 더욱 심한 것은 당이 체외로 배설되지 않고 내장 속에 고여 있는 사람이 많다는 사실이다. 이것은 소변 속으로 나오는 당뇨와는 달리 매우 주의해야 한다.

그 원인은 분명하지 않지만 컨디션이 좋지 않아 오랫동안 병원에 다니다가 갑자기 쓰러졌다든가 몸이 휘청거려서 병원에 가서 진찰을 받은 결과 당뇨병이라는 진단을 받고, 그날부터 입원하여 인슐린 주사를 맞게 되었다는 사람들이 있다. 이것이 바로 내장당뇨병이다.

40세가 넘으면 2~3년에 한 번씩은 반드시 혈액 검사와 소변 검사를 받아야 한다. 이것이 예방의학이다. 그리고 혈당치가 600~650 정도인 사람은 약물을 복용하기보다는 매일 1만 보씩 걷는 것이 매우 중요하다. 무엇보다 식사를 했으면 반드시 움직이는 습관을 들여야 한다.

당뇨병을 앓는 사람 가운데 날마다 야채즙을 0.6ℓ 이상씩 1년 동안 꾸준히 복용한 결과 87%가 당뇨 증상이 사라졌다고 말했다. 직장에 다니는 사람은 야채즙을 회사에 가지고 가 차 대신 마시도록 하고, 아침과 저녁에는 집에서 야채즙을 복용하도록 한다.

식이요법을 하거나, 감미식이나 알코올 등을 제한할 필요는 없다. 이런 경우 아침 · 점심 · 저녁에는 반드시 밥을 먹고, 어패류를 날마다 섭취하도록 한다. 그리고 우유나 유제품 · 치즈 · 버터 · 육류 섭취는 반드시 삼가야 한다.

육류에 모든 영양분이 풍부하다고 하는 말은 사실이 아니다. 육류 속에 들어 있는 혈액 성분은 심각한 알레르기의 원인이 된다. 이에 비해 어패류에는 육류의 3~7배에 이르는 천연 칼슘과 철분 · 비타민 B_2 등이 골고루 함유되어 있으며, 알레르기를 유발하지 않는 최고의 영양식품이다. 이와 같은 식습관을 지키지 않는다면 질병에 걸릴 수밖에 없다.

당뇨병 환자는 경구약과 인슐린 등을 비롯한 당뇨병 약은 모두 오전 중에만 복용한다. 다만 오후부터는 컨디션이 상당히 나빠서 저혈당 증상을 일으킬 우려가 있는 사람만 당뇨병 약을 소량으로 복용하도록 한다.

혈당치가 400 정도인 사람이라도 야채즙을 10일 정도만 복용하면 10명 중 6. 3명 정도는 혈당치가 내려가게 되고 건강을 회복하게 된다. 인슐린 주사를 맞고 있는 사람은 자신의 당뇨병의 회복 정도를 매일 정확하게 파악하고, 특히 저혈당에 주의해야 한다.

당뇨가 나온다는 것은 몸에서 필요한 당이 체내에서 소화되지 않고 밖으로 배출되는 것을 말한다. 따라서 그 부족한 당분을 보충해 주어야 하는데도 병원에서는 그저 칼로리 계산만 하여 식사를 제한한다. 그래서 영양실조로 눈이 보이지 않게 되거나 백내장 증상이 나타나는 것이다.

병원에서 환자에게 실시하는 식이요법에는 잘못된 내용이 많다. 어째서 이러한 일들이 일어나는지 우리는 곰곰이 생각해 봐야 한다. 살아 있는 동안에 먹고 싶은 것을 마음껏 먹고, 하고 싶은 일을 해야 하지 않겠는가. 먹지도 않고 마시지도 않고 꾹꾹 참았는데 눈까지 보이지 않게 된다면 그야말로 매우 이상한 일이 아닌가.

본인의 생각과 병원의 영양 지도 중 어느 쪽을 선택할 것인지 그 선택은 자신의 몫이다. 어떻게 하면 좀 더 즐거운 인생을 살 수 있을지 깊이 곰곰이 생각해 보아야 한다.

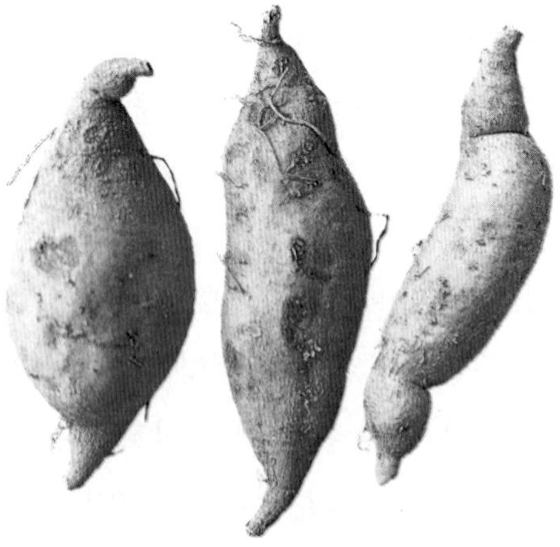

07

혈당조절에는 운동이 최고다

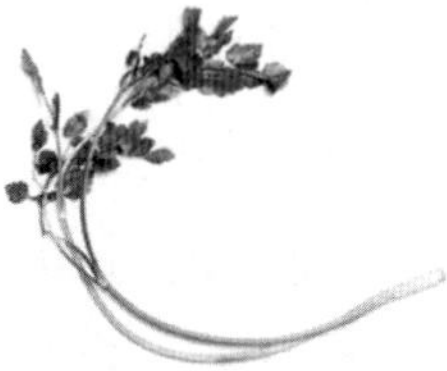

혈당치를 조절할 수 있는 가장 좋은 방법은 운동이다. 운동은 당뇨병에 관련된 호르몬, 즉 심방성 나트륨 이뇨호르몬ANP과 팹티드 뇌생 이뇨호르몬BNP 분비를 촉진시킨다.

인공적으로 만든 심방성 나트륨 이뇨호르몬은 아미노산 배열을 살펴보면 인간의 것과는 다른 부분이 있는데, 이것을 투여한 쥐를 이용한 실험에서는 혈압 강화와 나트륨 배설 등 약리 작용을 한다는 사실이 확인되었다.

그리고 팹티드 뇌성 이뇨호르몬은 신장 기능이나 혈압을 조절한다. 새로운 팹티드를 구성하는 아미노산은 26개로 구성되어 있다. 또한 팹티드 뇌성 이뇨호르몬 쪽이 혈관의 확장 작용이 강하고 혈압을 내리는 효과도 있다. 그리고 심방성 나트륨 이뇨호르몬은 심장에 많이 들어 있고, 팹티드 뇌성 이뇨호르몬은 뇌에 많이 들어 있다.

불안 초조하거나, 화를 내거나 우울해지면 이러한 호르몬이나 베타카로틴betacarotin 등의 분비가 불충분하기 때문에 도움을 받을 수가 없게 된다. 그 결과 배설은 말할 것도 없고 이뇨작용이나 혈압 조절, 인슐린에 의한 혈당치 조절이 불가능해진다.

이럴 때는 주의해야 한다. 신체의 밸런스가 무너지기 때문이다. 당뇨병도 이와 같은 이유로 생기는 것이다. 그러므로 많이 몸을 움직이고, 일하고, 운동해야 한다. 무엇보다 중요한 것은 친구들과 어울려 이야기하고, 노래하고, 웃고 즐기며 즐거운 삶을 사는 것이다. 신체를 움직여야만 인체의 기능도 발휘된다. 실컷 먹고, 게으름을 피우고, 몸을 잘 움직이지 않는다면 몸에 아무런 도움이 되지 않는다.

당뇨병을 예방하기 위해 지켜야 할 사항은 다음과 같다.

• 매사에 무리하지 않는다.

• 싫은 일은 하지 않는다. • 자연스럽게 움직인다.

이상의 세 가지 외에 다음과 같은 소비 칼로리에 대해서도 참고적으로 알아둘 필요가 있다.

• 조깅 45분 : 1,000kcal 소모

• 걷기 3.3시간 : 1,000kcal 소모

• 계단 오르내리기 2시간 : 1,000kcal 소모

조깅이나 산책할 때는 신발굽 부분이 2cm 이상 되는 쿠션 있는 신발을 신으면 피로를 방지하고 건강을 유지할 수 있다.

08

야채즙은 류머티즘 통증을 완화시킨다

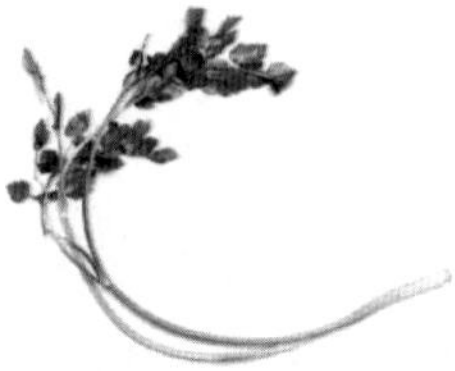

무릎관절염을 위한 건강법

무릎관절염은 무릎의 관절부나 대퇴부에 상처가 나는 일이 거의 없다. 그런데 인체의 몸무게를 지탱하고 있는 경골[정강이 뼈]의 가장자리가 닮아서 그 틈새에 근육이나 신경이 파고들어 염증을 일으켜 통증을 일으키는 것이다. 이 상태를 무릎관절염이라고 한다.

이 경골은 한 번 상처를 입으면 재생되거나 복원되기가 어렵기 때문에 일시적으로 약물 치료나 이화학 요법을 실시한다. 그 때문에 인공뼈를 삽입하는 수술이 이뤄지고 환자의 약점을 이용해 여러 가지 의료품이 시중에 나돌고 있는 것이다.

그러나 이러한 치료는 오히려 환자를 괴롭게 만들 뿐만 아니라 심할 경우 보행을 곤란하게 할 수도 있다. 감독기관인 보건당국이 이러한 현실을 보고도 방치해 두었기 때문에 오늘날 무분별한 유사 의료 행위가 초래한 것이다. 이제 환자는 인간이 아니라 실험동물로 전락한 셈이다.

건강산업을 하는 어떤 기업의 간부가 영업사원들에게 "뼈가 으스러지도록 열심히 일하세요!"라고 격려를 했는데, 한 영업사원이 수개월 후 암으로 입원하여 조영제를 맞고 수술 전에 검사를 받다가 사망했다고 한다.

이렇듯 사람의 생명이라는 것은 언제 어디서 어떤 원인으로 빼앗아 갈지 모르는 것이다. 남의 생명을 위협하고 있으면, 언젠가는 틀림없이 자기 자신이 위협을 받게 된다.

인간의 뼈는 인과 칼슘, 비타민D, 그리고 자연에서 획득하는 철분과 미네랄, 석회 등에 의해 형성된다. 야채즙을 섭취하면 체세포를 포함하여 인체의 뼈를 만들고 있는 경단백질, 즉 콜라겐의 작용이 매우 활발해진다. 그러나 나이가 들수록 콜라겐의 활동은 저하되어 사람에 따라서는 정체된다.

이와 같은 상태에서 콜라겐의 활동을 활발하게 촉진시키는 역할을 하는 것이 바로 야채즙이다. 야채즙에 있는 7~8가지 물질이 체내에 들어가서 활동하기 시작하면 실로 놀라울 정도로 세포의 활동이 왕성해진다. 이렇게 해서 전신의 기능을 회복시킴과 동시에 뼈를 만드는데 활약하는 것이 야채즙의 건강법이다. 그러나 현재 우리의 연구에 비하여 비과학적이라고 비판하는 사람도 많다.

하지만 아무리 과학이 발달했다고 해도 누구 하나 뼈를 만들거나 체세포를 증식시키거나 재생 능력을 배가시킬 수 있는 사람은 없었다. 현대 과학의 측면에서 보면 다소 모순되는 부분이 있다고 해도, 야채즙의 건강법은 건강한 삶을 영위할 수 있는 최상의 조건을 갖추고 있다.

무릎관절이나 골다공증 등은 의약품으로는 결코 낫지 않는다. 만약 이런 현대의 화학약품을 병용한다면 야채즙의 효용이 사라지므로 절대로 그러한 화학의약품은 복용하지 않도록 해야 한다.

류머티즘을 호전시키기 위한 건강법

이 병의 증상에는 쇠뜨기를 달인 물이 효과적이다. 먼저 작은 주전자에 물 720cc를 붓고 끓일 때 그 물속에 쇠뜨기풀 10g을 넣은 다음 즉시 불을 끈다. 그 상태에서 식을 때까지 기다려서 하루에 세 차례에 나누어 마신다.

통증을 완화시키려면 쇠뜨기풀을 손수건이나 천으로 적당한 두께로 싼다. 이때 물을 듬뿍 적셔 찜통에서 약 2분간 삶은 다음 그것으로 환부에 습포한다. 또한 온몸에 통증이 있는 경우에는 잠자리에 들 때 발바닥에 습포하고 잠자리에 들면 상쾌한 아침을 맞이할 수 있다.

아토피성 피부염과 신장 기능은 깊은 연관성이 있다

아토피성 피부염은 체질성 질환, 습진성 질환 등을 비롯해 수많은 이름으로 불리며, 현대 의학으로 고치기 힘든 질병 중의 하나이다. 스테로이드나 호르몬제 투여가 주요 치료법이며 식사 요법도 겸하고 있으나 현재의 치료법으로는 부작용이 수반되고 완전 치유는 불가능한 실정이다.

이 병이 완치가 불가능한 이유는 단순한 피부 트러블의 문제가 아니라 우리 몸 안의 면역계의 문제이기 때문이다. 즉 체세포가 정상적인 체세포와는 완전히 달라서 독자적인 재생 능력이 부족하다.

이 경우 피부는 피하조직이 울퉁불퉁하기 때문에 혈액 순환도 나빠진다. 그리고 신진대사가 원활하게 되지 않아 그곳에 작은 종양이 생기기 시작한다. 이 종양은 1/10mm부터 큰 것은 1cm 정도에 이른다. 그 이상은 일종의 피부암이며, 이 경우 환자들의 내장 곳곳에는 종양 모양의 증상을 나타낸다.

환자가 병원에 오면 의사는 가장 먼저 체질 개선을 해야 한다고 말한다. 그러나 체질 개선을 위한 주사와 투약을 1년간 계속 해도 조금도 호전되지 않는다. 환자들은 포기하고 다른 병원을 찾아가지만 거기서도 똑같은 말을 듣게 된다.

체질 개선 약으로는 아직까지 아토피성 피부염이 치료된 사례가 없다. 그렇다면 어떻게 해야 이 병을 고칠 수 있을까?

우유와 유제품, 그리고 육류는 절대 먹지 말아야 한다. 그리고 주스나 드링크제 · 청량음료 · 칼슘제 · 건강보조 식품류 · 비타민제 등도 섭취하지 말아야 한다. 이러한 주의 사항을 지킬 수 없다면 평생토록 아토피성 피부염에 시달리게 될 것이며, 암에 걸릴 우려도 있다.

알레르기나 아토피성 피부염 등으로 사망한 사람의 신장을 조사해 본 결과 신장병에 걸린 것이 아닌데도 신장 기능이 칼슘이나 합성 물질에 의하여 손상되어 있었다. 또한 아토피성 피부염 환자 중 95%가 비타민 B_2의 결핍 증상을 보였다.

그러므로 다음의 건강법을 실천해 보기 바란다.

처음 1주일은 하루에 야채즙을 10cc 섭취하도록 한다. 한 번에 너무 많은 양을 섭취하면 온몸이 불에 덴 것처럼 피부가 벌겋게 붓고 아프며 가려움증이 심해진다. 3일 후에는 피부가 갈라져서 피가 스며 나오거나 높은 열이 나게 된다. 그렇기 때문에 서서히 체세포를 정상화시키고 아울러 피부나 손톱 · 발톱 · 모발에 이르기까지 신체의 골격을 튼튼하게 만들어야 한다.

만약 1주일이 지나도 피부에 변화가 생기지 않는다면 야채즙의 양을 20cc로 늘리고 다시 변화가 없다면 서서히 양을 늘려 나간다. 그리고 피부와 증상이 악화되었을 경우에는 야채즙의 양을 줄이거나 2~3일간 복용을 중단한다.

이 건강법으로는 약 1개월부터 중증인 경우에는 1년 이상이 걸리는데 야채즙을 복용하는 동안에 스테로이드 계통의 약이나 한방약 등의 복용은 될 수 있는 한 자제해야 한다.

아토피성 피부염 환자를 위한 식이요법

아토피성 피부염이 있는 사람은 비타민 B_2가 결핍되어 있는 사람이 많으며, 구내염을 앓고 있다. 이때에는 1주일만 비타민 B_2 정을 한 알씩 복용하도록 한다. 그리고 야채즙은 하루에 10cc부터 서서히 양을 늘려 나간다.

피부가 트고 몹시 가려울 때에는 2~3일 야채즙 복용을 중단한다. 가려움증이 나타난 곳은 밤에 잠자리에 들기 전에 손수건이나 타월에 야채즙을 적셔 습포해 준다. 그리고 아침에 습포를 떼내고 그 부분에 핸드크림을 바른다.

우유와 유제품 · 육류 · 육류가 들어 있는 음식물은 절대 섭취 하지 말아야 한다. 대신 어패류나 야채, 밥을 먹도록 한다.

이러한 사항을 잘 따른다면 체세포의 재생 능력이 왕성해져서 젊고 정상적인 체세포가 생기는 것과 동시에 피부나 모발, 그리고 손톱, 뼈가 튼튼해지고 피부가 싱싱하게 변한다.

4

다양한 야채즙 만들기

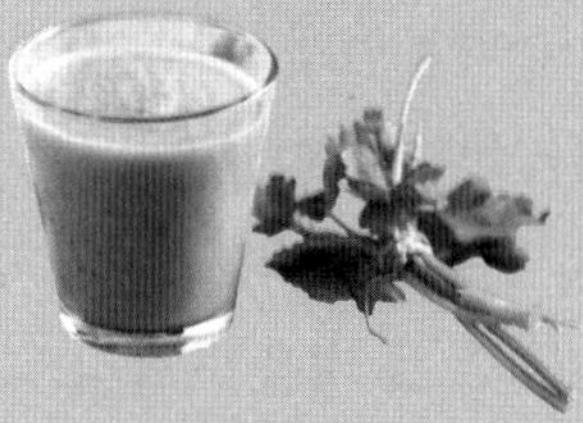

비트즙

비트즙은 적혈구를 만들고, 혈액을 조절해 주는 가장 좋은 야채즙 중의 하나이다.

특히 부인들은 당근과 비트의 혼합 즙을 날마다 2.7ℓ마시는 것이 좋다. 이때 혼합의 비율은 비트 뿌리와 잎을 써서 만든 비트즙 90mℓ~240mℓ로 당근즙과 섞어서 0.47ℓ로 한다.

비트즙만을 한 번에 양주잔으로 한 잔 이상 마시면 약간 어지럽고 메스꺼워질 수가 있다. 이것은 간장을 깨끗이 씻어 주는 정화 작용 때문인데, 사람에 따라서는 약간 불쾌감을 느낄 수도 있을 것이다. 이럴 때는 이 유익한 정화 작용에 익숙해질 때까지 비트즙을 적게 하고 당근즙 양을 많이 해준다. 그 후 차차 비트즙 비율을 늘리면 좋게 되는 것을 체험으로 알았다. 하루 두 번씩 180mℓ~240mℓ 가량 마시는데, 이것으로 충분하다고 생각된다.

월경 장애에 비트즙이 대단히 좋다. 월경 기한 중에 한 번에 양주잔으로 한 잔 정도로 하루 2~3번 마시면 좋은 효과를 얻을 수 있다. 또한 폐경기에도 이 비트즙이 다른 약이나 합성호르몬제의 변성적 결과보다 훨씬 항구적인 효과가 있다는 것을 알았다.

붉은 비트에 포함되어 있는 실제의 철의 함량은 그렇게 많지 않지만, 적혈구에 아주 좋은 영양을 줄 수 있는 성질을 가졌다. 비트 중에 포함된 화학 원소의 특징은 나트륨이 50% 이상이고, 칼슘은 불과 5%에 지나지 않는다.

이런 비율은 칼슘의 용해성을 높여 주기 때문에 가열한 음식물을 먹을 때, 무기성 칼슘이 몸에 축적되지 않도록 하기 위해서 매우 좋은 것이다. 만일 무기성 칼슘이 몸에 자꾸 축적되게 되면, 정맥류와 동맥 경화 때와 같이 혈관벽이 경화되고 때로는 혈액을 농축시켜 고혈압이나 다른 종류의 심장병을 일으킬 염려가 많다.

또한 비트 중의 20%의 칼륨은 우리 몸의 모든 생리적 기능에 영양을 주는 구실을 한다. 8% 포함된 염소는 간장 · 신장 · 담낭의 유기적 정화제로서 훌륭한 작용을 하며, 몸 전체를 통해 림프 활동을 도와주고 있다.

당근과 비트즙을 합해 준 것은, 한쪽으로는 적당한 비율로 인과 황을 공급해 주며, 또 한쪽으로는 칼륨 및 다른 알칼리 원소를 공급해 주는데 이런 것과, 비타민 A의 많은 함량 때문에 적혈구의 자연적 형성에 아마도 최고의 식품이 된다고 할 수 있다.

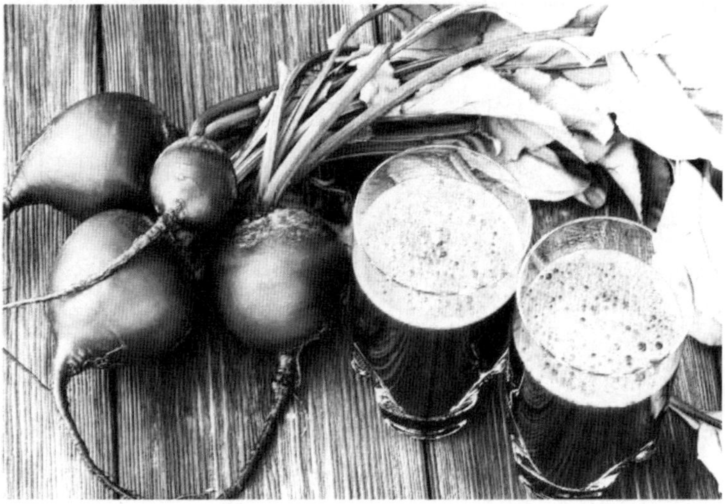

생당근즙

생당근즙은 각기 사람의 상태에 달렸거니와 하루에 많은 양을 마셔도 좋다0.47ℓ~2.82ℓ 또는 3.76ℓ. 당근즙은 우리 몸에서 동화될 수 있는 비타민A의 풍부한 자원이며, 비타민 B, C, D, E, G 및 K도 포함하고 있다. 이것은 식욕을 증진시켜 주고 소화를 돕는다.

엄마 젖은 활성 있는 영양을 애기에게 충분히 공급해 줄 수 없을 때도 있으므로 젖이 잘 나올 수 있도록 생당근즙을 많이 마시는 것도 좋은 방법이다. 임신 후기의 몇 달 동안에 당근즙을 충분히 마시면 분만시에 산욕열에 걸리지 않는다. 당근즙을 매일 0.47ℓ씩 마시면, 9.3kg의 칼슘 정제를 먹는 것보다, 몸을 건강하게 만드는데 더 유효하다.

당근즙은 궤양과 암을 자연스럽게 해소해 주며 여러 가지의 감염에 대해 저항력을 강하게 다스리고 부신과 공동 작용으로 유효한 일을 한다.

눈 · 편도선 · 부비강, 그리고 인후 호흡기 등의 일반 감염을 방지해 주며, 체력과 활력을 증진시키는 데 이보다 더 좋은 식품은 없다.

장과 간장의 병은 당근즙에 포함된 어떤 종류의 원소가 몸에 결핍될 경우일 수도 있다. 이때 당근즙을 마시므로 해서 간장의 정화가 진행되어 간장 내에 남아있던 오물이 녹아 버리게 된다. 이 물질이 대량 녹아내리게 되면 장과 요로가 이것을 처리할 수 없게 되어 피부 구멍을 통하여 몸 밖으로 배설시키게 되므로 림프계를 통하게 되는 것도 자연 요법이다.

이 물질은 오렌지 색깔이나 누런 색깔의 색소를 가지고 있어서 몸 밖으로 배설되는 도중에 피부의 빛깔을 착색시킬 때가 있다. 만일 당근즙이나 다른 야채즙을 마신 다음, 피부에 이 같은 착색이 생기면 간장이 필요한 정화 작용을 하고 있다는 증거이다.

피부를 통하여 나오는 것은 당근즙이나 당근 속에 있는 카로틴도 아니다. 이것은 야채즙의 색소를 완전히 제거해 버릴 수 있도록 걸러주어도, 역시 이같은 착색이 생기는 것을 보아도 알 수 있다.

비트의 붉은 색소가 우리 몸을 붉게 변색시키든 지, 푸른 야채의 엽록소가 우리 피부를 내부로부터 푸르게 염색시키지 못하는 것과 같이, 당근의 색소 그 자체가 피부를 통한다는 것은 실제로 있을 수 없는 일이다.

어쨌든 여드름이나 부스럼으로 몸이 나쁘다는 것을 세상에 알리면서 창백한 얼굴로 지내는 것보다, 약간 당근 빛깔을 가지고, 건강하고 윤기나는 피부를 가지는 것이 더 좋지 않겠는가?

피부에 어떤 색깔이 생겼다고 당황하는 것보다 간장의 기능 실조가 야채즙을 마신 까닭에 다시 좋아지게 되는 것을 감사하지 않으면 안 될 것이다.

내분비선, 특히 부신과 성선은 생당근즙 속에 있는 음식물 원소를 필요로 한다. 불임증도 생당근즙을 마심으로써 고칠 수가 있다.

불임의 원인을 보면 조리나 살균 등으로 살아 있는 원자가 파괴된 음식물을 계속하여 섭취하기 때문인 것을 알았다.

건조한 피부 피부염, 그밖의 피부 반점도 이 당근즙에 포함된 어떤 원소가 몸에 부족한 까닭이다. 또한 이것은 안염 · 결막염 등의 눈의 장애 원인도 된다.

신선하고 청결한 생당근으로부터 합리적으로 만든 당근즙에는 유기성 알칼리 원소인 칼륨과 나트륨이 많이 포함되어 있다. 또한 칼슘 · 마그네슘 · 철도 풍부하게 포함되어 있어 살아 있는 유기성 원소의 인 · 황 · 규소 · 염소 등이 이들 금속 원소와 완전히 평형을 유지하면서, 우리 몸의 작용 반작용을 지지하고 있다.

생당근즙은 궤양과 암의 보조 치료제로서 세기의 기적이라는 것이 증명되었다. 그러나 당근즙은 적당히 만들어져야 할 것은 물론이거니와 설탕과 전분, 어떤 종류의 밀가루를 포함한 음식을 먹지 않아야 한다.

야채즙은 우리가 얻을 수 있는 음식물 중 가장 좋은 영양품이다. 우리가 날마다 계속적으로 마실 수만 있다면 마시지 않는 사람과 비교해서 훨씬 더 오래 살 수 있고, 건강한 생을 보낼 수 있다는 사실을 늘 명심해 두기 바란다.

시금치즙

시금치는 위 · 십이지장. 소장과 대장 · 결장을 포함한 소화기 전체에 가장 활력을 줄 수 있는 식품으로 옛날부터 널리 알려져 있다.

생시금치 덕분에, 우리들은 소화관의 청소 · 재건 · 재생에 필요한 아주 좋은 유기성 재료를 자연으로부터 공급 받고 있는 것이다. 이 즙을 적절히 잘 만들어서 날마다 0.47ℓ씩 마시면 상당히 오래 된 중증의 변비도 불과 며칠 동안 때로는 몇 주일 내로 완쾌된 사례가 많다.

소화관을 청소하기 위해 병원 처방으로 설사약을 쓰는데, 이 약 때문에 어떤 일이 일어나는가에 대해 전혀 모르는 것은 매우 한심스러운 일이다. 화학적인 무기의 설사약이나 또는 완하제의 제품은 어느 것이나 모두 장의 근육을 자극하는 자극제로서 작용하는데, 이것은 그 설사약 자체를 배설하기 위함이다.

장은 이 자극제를 배설할 때, 장 속에 고여 있는 다른 물질도 배설시키게 된다. 완하제를 늘 사용하면, 점점 더 강한 자극제를 필요로 한다는 사실은 너무나 자명한 일이 아닌가. 그 결과로 마지막엔 장이 자극에 응하지 않게 되는데, 이렇게 되면 변비를 고치기는커녕, 국소局所 조직 · 근육 · 신경 등이 모두 만성적인 불활성 상태에 빠지게 되는 것이다.

설사약은 단순한 자극제이며, 장 속에 있는 노폐물을 제거시켜 주는 동안 장을 조금씩 불활발한 상태에 있게 해 주는 일만 하고 있을 뿐이다.

또한 장관을 이런 방법으로 청소하는 것은 단지 일시적 효과뿐이며. 불활발해진 조직 · 근육 · 신경의 재생이나 재건에 필요한 아무런 영양도 주지 못한다.

그러나 생시금치즙은 이런 일을 효과적으로 해 줄 뿐만 아니라, 장의 밑 부분과 전 소화장관을 치유해 준다. 시금치는 자연적인 방법으로 긴급을 요하는 장애를 우선 먼저 수리 회복시켜 몸 안의 어디에서 재생이 진행되는가는 일정치 않다.

또한 시금치즙을 날마다 마시고 몇 주일이나 또는 두 달이 지나도 효과가 확실하지 않을 때가 있다.

건강하고 정상적인 상태에서 하루 두세 차례 운동이 필요하지만, 장은 스물네 시간에 적어도 한 번 이상은 청소를 해야 한다. 가장 좋은 방법은 장 세척이나 관장을 하는 것이며, 필요하면 두 가지를 모두 시행하여 장을 날마다 씻어 주어야 한다. 결국 이것이 건강에 제일 좋다는 것이 입증되었다.

생시금치즙의 또 하나의 큰 특정은 이와 잇몸에 작용하여 치조농루를 예방해 주는 효과이다. 이 병은 괴혈병의 가벼운 증상인데. 특히 당근과 시금치의 혼용 즙에 있는 원소가 몸에 부족하기 때문에 일어난다. 잇몸의 출혈, 이의 섬유성 변성은 생명을 잃은 곡식류 · 흰 설탕, 그밖의 결핍식을 늘 섭취하는 까닭에 생기는 공통된 결함이다. 이것은 결국 비타민 C의 결핍 때문이다.

이와 같은 질병을 완전히 치료하기 위해서는 자연의 날것, 더 구체적으로 말해서 당근과 시금치즙을 마시면 된다.

십이지장궤양 · 악성 빈혈, 경련 각가지 신경변선, 부신과 갑상성의 기능 장애, 신경염 · 관절염 · 농양 · 부스럼, 성기의 통증, 사지의 부종 출혈, 체력 상실, 류머티즘이나 그밖의 통증, 심장의 기능 장애, 저혈압이나 고혈압, 눈 장애, 편두통을 포함한 두통증 등과 같은 인체의 장애는 장관 하부의 노폐물의 축적과 당근과 시금치에 포함된 원소들이 몸에 부족한 까닭이 그 중요한 원인이다.

우리 몸이 이런 원소를 아주 빠르게 입수하여 동화시킬 수 있는 효과적인 방법은 적어도 0.47ℓ의 신선한 생야채즙을 날마다 마시는 방법 밖에는 없다.

시금치가 거론되는 것은 완하제로서의 효능일 것이다. 이것은 시금치 중에 옥살산이 너무 많이 포함된 까닭이다.

옥살산은 장의 활동에 관해 중요한 요소이며, 특별히 주의해야 한다.(옥살산 항목 참조)

시금치는 삶아서 조리해서 먹으면 안 된다. 신장에 옥살산 결정이 축적되어 통증과 신장 장애를 일으키는 까닭이다. 시금치를 삶든지 끓여 먹으면 옥살산 원자가 가열 때문에 무기성으로 되어 옥살산 결정을 신장에서 형성하기 때문이다.

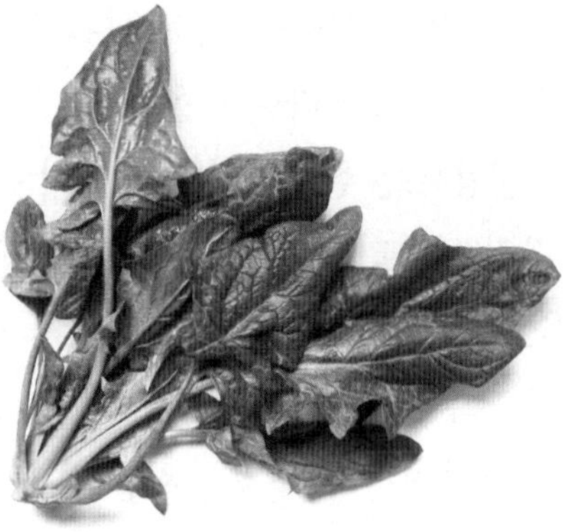

셀러리즙

생셀러리의 가장 귀중한 점은 활성 있는 유기성 나트륨을 아주 많이 포함하고 있다는 것이다.

나트륨의 화학적 성질의 하나는 칼슘을 용액 상태로 유지할 수 있다는 것인데, 이것은 우리 몸에서 매우 중요한 구실을 한다.

생셀러리는 살아 있는 유기 나트륨을 칼슘보다 4배 이상이나 포함하고 있어 진한 설탕과 전분을 자주 계속 섭취하는 사람들에게 셀러리즙은 가장 귀중한 것 중의 하나이다.

빵 · 비스킷 · 과자 · 곡식류 · 도넛 · 스파게티 · 쌀 등은 진한 전분으로 분류된다. 흰설탕 · 황설탕, 그밖에 정제한 어떤 종류의 설탕, 또는 설탕을 조금이라도 포함한 식품류도 진한 탄수화물로 분류된다.

우리의 체험에 의하면 이 같은 식품은 파괴적이라는 것을 알고 있으며, 이 같은 음식물을 계속 섭취하면 영양 부족으로 갖가지 질병의 원인이 된다는 것을 알았다.

진한 전분과 설탕류는 현대문명이 만들어 주는 음식물 중 가장 해로운 것의 하나라는 것은 의심할 여지도 없다. 이와 같은 음식물을, 우리들 몸의 소화 과정에서 세포와 조직에 영양이 되게 하도록 변화시킬 능력은 대자연으로부터 해택 받지는 못했다. 부자연한 식품을 섭취한 결과로 청년기를 지나면 곧 신체는 변성을 일으켜 생명의 불꽃이 꺼져 가게 된다는 것은 더 말할 필요도 없다.

제일 먼저 칼슘이란 원소는 식사 중 가장 필요한 원소의 하나인데, 이것은 절대로 살아 있는 유기적 칼슘이라야 한다. 칼슘을 포함한 음식물이라도 앞서 말한 함수탄소의 식품과 같이 가열이나 가공을 하면, 칼슘은 자동적으로 무기의 원자로 변한다. 무기적 칼슘 원자는 물에 녹지 않으며 몸 세포가 재생을 위해 필요로 하는 영양으로 되지 않는다.

또한 온도가 55도 이상이 되므로 효소도 죽어 버리고, 모든 원자들도 죽어 버린다. 그 결과는 우리 몸을 딱딱하게 하여 관절염 · 당뇨병 · 관상동맥 장애 · 정맥류 · 치질 · 담석 · 신장결석 등을 일으키게 한다.

그 다음으로는 무기성 칼슘이 쌓이면 생명을 잃어버린 것의 축적이므로, 이것을 제거시키는 방법을 생각하지 않으면 계속적으로 증가한다. 그러나 이때 활성 유기성 나트륨이 존재하면, 다른 원소와 나중에 설명하는 무기성 칼슘을 녹여 축적된 장소로부터 분리시켜 몸 밖으로 배설시켜 준다. 이 과정에 대해 상세한 것은 관절염에서 설명하기로 한다.

이와 같이 나트륨은 우리들의 몸에 대단히 중요한 구실을 하고 있다. 가장 중요한 것은 혈액과 림프액이 진해지지 않도록 유동성을 유지하게 해 주는 일이다. 그러나 이와 같은 중요한 가치를 가진 나트륨은 신선한 야채와 약간의 과일 중에 있는 활성 있는 유기성 나트륨뿐이다.

셀러리는 마그네슘과 철을 아주 많이 가지고 있다. 이런 조합은 혈구의 영양에 대단히 좋다. 신경 계통과 혈액 계통 질환의 대부분은 무기의 광물 원소와 염류를, 생명을 잃은 음식물을 몸 속으로 넣어주기 때문에 생긴다.

식사 중에 황·철·칼슘 등이 부족하든지 또는 충분하더라도 그것이 생명을 잃은 무기 형태의 것이며, 천식·류머티즘·치질 등 다른 장애가 일으키기도 한다. 또한 식사 중의 황과 인의 비율이 평형되어 있지 않아도 신경과민이나, 신경쇠약, 또는 정신 이상 상태에 이르게 된다.

뿐만 아니라, 지금까지 몸 안의 요산 과잉 때문에 생긴다고 생각했던 많은 병도 실제는 인산이 너무 많고, 황이 부족한 식품을 섭취한 까닭에 일어나는 것이다.

당근과 셀러리의 혼합즙은 이런 원소의 조합이 아주 잘 되어 있어서 그 평형을 유지시켜 주고 있다. 따라서 이런 병에 걸리기 쉬운 상태를 극복해 주며 병이 발생되려고 한다든지, 또는 병에 걸려 있을 때는 우리 몸을 다시 정상 상태로 잘 돌려주는 역할을 하는 것이다.

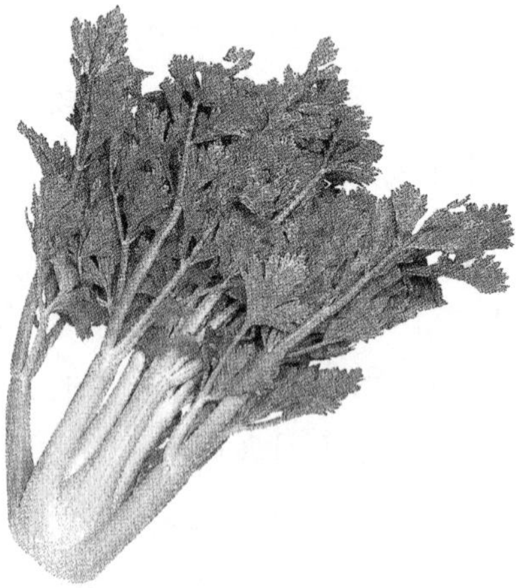

당근+비트+오이즙

담낭이나 신장에 돌이나 모래가 생기는 결석증은, 진한 전분질이나 설탕을 많이 먹어 무기성 칼슘이 몸 안엔 축적되어서 이것을 배설하는 기능이 불완전해서 생기는 질환이다.

담낭은 담낭관과 간관으로 간장과 혈류로 직렬되어 있다. 우리가 먹은 음식물은 모두 소화기관에서 소화되고, 그 중에 포함된 원소는 혈액에 의해 간장으로 운반되고 거기서 다시 화학 변화를 일으키게 된다.

진한 곡물류나 밀가루 제품은, 특히 가열하여 그 활력을 죽여 버린 것은, 우리들 몸의 세포와 조직을 재건하기 위해서는 제대로 이용되지 못하는 부작용이 있다.

음식물에 포함된 원소는 반드시 간장을 통과하지 않으면 안 되는데, 이들 원소 중에는 칼슘이 들어 있다. 가열한 전분 분자는 물에 녹지 않는다.

활력 있는 유기성 칼슘이 우리의 몸에 필요한데, 이런 칼슘은 단지 물에 녹는 성질의 칼슘에 국한되어 있다. 그리고 이런 칼슘은 과일이나 야채, 또 그 즙에서만 얻을 수 있다. 그것도 가열하지 않은 날것이라야 한다. 이 유기성 칼슘은 간장을 통해서 선腺의 활동과 세포 조직의 형성 과정에서 완전히 동화되는 것이다.

가열, 농축된 전분이나 설탕에 포함된 칼슘은 모두 무기성 칼슘으로 물에 녹지 않는다. 이 무기성 칼슘은 우리 몸에 들어와도 마치 외부 손님 같아서 몸에 동화되지 않고 혈액이나 림프액에 의해 몸 밖으로 내버려진다. 이때 내버리는데 가장 좋은 장소가 바로 담관인데, 담관은 이 무기 칼슘을 담낭으로 운반한다.

다음으로는 혈관의 맹단盲端이라는 곳인데, 복부에서는 종양을 일으키고 항문에서는 치질을 일으킨다. 이와 같이 무기성 칼슘 원자가 복부나 항문을 통과하게 되면 보통은 신장에 걸리게 마련이다.

무기성 칼슘 원자가 담낭이나 신장 안에 약간 머물러 있을 때는 그렇게 해를 끼치지 않으나 계속적으로 빵 · 곡식류 · 과자, 그밖의 밀가루 제품을 먹으면 칼슘의 축적이 날로 많아져서, 드디어는 관 안에 돌이나 모래알을 만들게 되는 것이다.

이런 퇴적물이나 방해물을 외과 수술로 제거하는 것은 극단의 경우를 제외하고는 바보 같은 일이라는 사실을 체험으로 알았다. 또한 극단인 경우에도 자연이라는 위대한 치료자의 힘을 빌려서 자연적 방법을 현명하게 응용하여야 좋은 결과를 얻을 수 있다.

큰 컵 한 잔의 더운물에 한 개의 레몬 주스를 섞어 하루 몇 번 마신다. 여기에 당근 · 비트 · 오이의 혼합즙을 큰 컵 한 잔, 하루 서너 차례 보충적으로 마신다.

이렇게 하면 담낭과 간장의 모래나 돌은 며칠이나 또는 몇 주일 안에 없어져 많은 환자가 도움을 받는다.

그 사례를 하나 소개하자면, 미국 전역은 물론 영국에도 프렌차이즈 영업점을 가지고 있는 한 기업인이 담석 때문에

20년 이상이나 아픈 통증으로 고생을 하고 있었음에도 수술을 원치 않은 탓에 담석이 그대로 몸 안에 남아 있었다.

우연히 야채즙 치료법의 성공을 듣고, 그는 자신을 도울 수 있는 유능한 사람에게 몸을 맡겼다.

그는 다음과 같은 이야기를 들었다.

"이 야채즙으로 빨리 치료하면, 당신이 지금까지 고생한 그 아픔보다 더 큰 아픔이 올 줄 모르지만, 이런 아픔은 일시적이고, 몇 분이나 오래 걸려도 한 시간쯤 되면 녹은 칼슘이 통과하게 되고 아픔이 없어지게 된다."

레몬 한 개 주스를 컵 10~12잔의 더운물에 섞어 하루 동안 모두 마시고, 여기에 약 1.41ℓ의 당근 · 비트 · 오이의 혼합즙을 틈틈이 마셨다.

다음 날, 그는 10~15 간격으로 격심한 경련을 겪었다.

일주일 후에 눈이 어지러워지고, 약 30분 동안 격심한 통증에 거실에서 뒹굴 정도였다. 그런데 갑자기 통증이 사라지고, 잠시 후 결석이 대변으로 나왔고, 오줌에는 흐릿한 혼탁물이 나왔다. 그날 저녁 때는 완전히 딴 사람이 되었다.

그 다음날 긴 여행뉴욕에서 워싱턴을 거쳐 캐나다까지을 나와 같이 내 차로 동행했는데, 20년이나 젊어진 기분이라면서 자연의 기적에 경탄했던 것이다.

이런 사례는 하나로 끝나는 것이 아니었다. 지금도 세계의 많은 사람들이 신선한 생야채즙의 효능을 증명하고 또 감사하고 있다.

이와 같이 당근 · 비트 및 오이의 혼합즙은 담낭 · 간장 · 신장 및 전립선과 다른 생식 성선性腺에 매우 좋은 정화작용과 치료의 수단으로 쓰인다.

당근 + 비트 + 야자씨즙

야자씨의 과육으로 채취한 순수한 야자 밀크를 첨가해 당근 · 비트 및 야자씨의 혼합즙을 만든다. 이것은 강력한 몸을 만들어 주는 특성이 있을 뿐 아니라, 신장과 담낭의 정화제로서 더 한층 강력한 성질을 가지고 있다.

만일 이 야채즙을 적당히 만들면, 이 혼합즙은 알칼리 원소인 칼륨 · 나트륨 및 칼슘 · 마그네슘 철을 풍부히 포함하고 있으며, 그밖에 인 · 황 · 규소 · 염소 등도 가지고 있고 또 한편 그 비율도 잘 배합되어 있으므로 건강한 몸을 유지하는데 탁월하다.

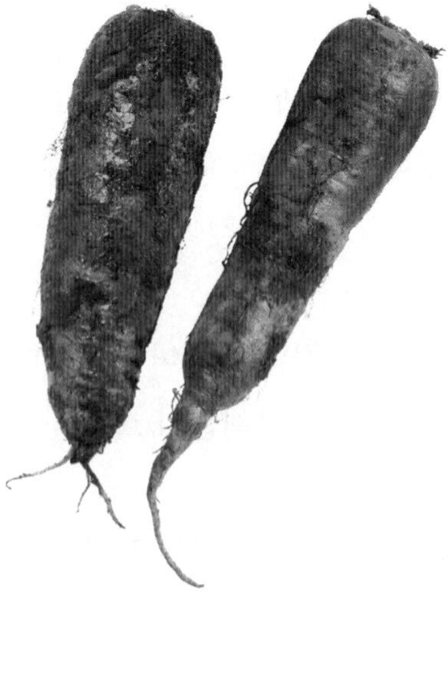

양배추즙

십이지장궤양은 양배추즙을 마시면 이상하게도 좋아진다. 한 가지 결점은 가끔 가스가 많이 발생한다는 점이다. 특히 당근즙을 마시고, 양배추즙과 같은 효과를 얻은 사람도 있다.

양배추즙은 우리 몸의 정화와 환원에 놀랄 만한 특성을 가지고 있다. 즙을 마신 다음, 배에 가스가 생기므로 때로는 불쾌한 감이 있지만, 이것은 장내에 고여 있는 찌꺼기의 부패산물이 양배추즙에 의해 분해되어 화학 반응으로 가스가 생기는 것이다.

이것은 자연 상태인데, 양배추즙에 포함되었던 정화작용의 원소가 부패물과 반응하여 황화수소라는 나쁜 악취를 가진 가스를 발생시킨다. 장 세척과 관장은 이 가스와 그 원인이 되는 오물을 모두 제거해 준다.

양배추의 가장 귀중한 성분은 황과 염소를 많이 포함하고 있으며, 요오드도 상당량 포함하고 있다. 황과 염소의 조합은 위장의 점막을 정화시켜 주는 힘을 가졌는데, 이것도 양배추즙을 날것으로 마실 때의 이야기다. 만일 소금을 곁들이면 이런 작용은 없어진다.

양배추즙을 마시든지 또는 다른 생야채즙을 섞어서 마신 다음, 장내에 가스가 많이 생겨 고통을 느낄 때는 장관腸管에 이상 상태가 있다는 것을 알아야 한다. 이럴 때는 양배추즙을 마시기 전에 당근즙이나 당근과 시금치를 혼합한 즙을 2

주일 복용하여 장을 충분히 청소해 주는 것이 좋다. 양배추즙이 장에 동화되면 정화제로서 비만일 때 대단히 좋다는 것이 알려졌다.

양배추즙은 생당근즙과 혼합해 주면 정화제로서 비타민 C의 좋은 공급원이 된다. 잇몸에서 고름이 생기는 치조농루증에 효과를 얻을 수 있다. 그러나 양배추를 높은 온도에서 조리하거나 건조시키면 비타민 · 광물질 · 염류의 효과는 파괴된다. 약 45kg의 양배추라도 삶든지 통조림을 하면, 겨우 1/4ℓ의 양배추즙을 마시는 것과 같다.

양배추즙은 궤양과 변비를 치료할 수 있는 탁월한 효과를 가지고 있다. 변비는 피부에 여러 가지 이상을 나타나게 하는 원인이 되는데, 양배추즙을 적당히 마시면 이런 것이 모두 없어지고 깨끗한 피부를 가질 수 있다.

양배추즙에 소금이나 식초를 첨가하는 것은 그 가치를 파괴시킬 뿐만 아니라 도리어 해가 된다.

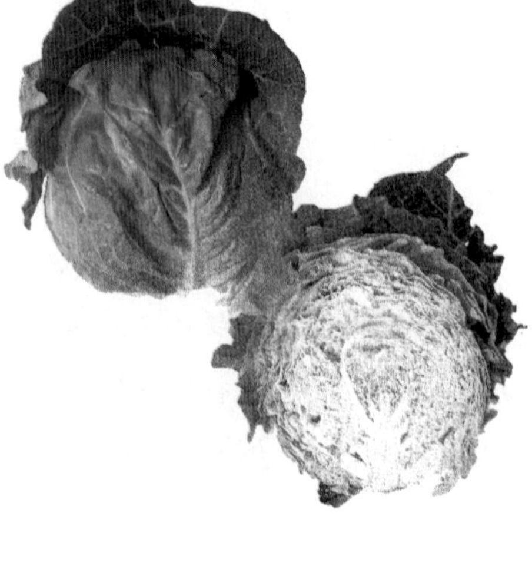

방울양배추즙

방울양배추즙에 당근 · 깍지완두콩 · 상치 등의 야채즙을 혼합하여 복용하면 소화기계의 췌장의 인슐린 성질을 강화, 재생시켜 주는 원소류의 조합을 우리 몸에 공급시킬 수 있다. 그러므로 이것은 당뇨병에 대단히 좋은 효과를 가지고 있다. 그러나 이때는 진한 전분이나 당분을 먹지 않아야 하며, 장 세척이나 위 관장을 규칙적으로 행하여 소화기로부터 오물을 청소해 주지 않으면 안 된다.

순무잎즙

순무잎즙은 야채 중 가장 많이 칼슘을 포함하고 있다. 그 칼슘량은 다른 광물질과 염류를 합한 총량의 1/2 이상이다. 그러므로 순무잎즙은 아기들의 성장에, 뼈 연화증에 가장 좋은 식품이다. 순무잎즙에 당근과 민들레즙을 혼합한 것은, 온몸의 골격 계통을 강화시키며, 치아까지 강하게 하는데 가장 좋은 식품이다. 민들레에 마그네슘 함유량이 가장 많고 순무잎의 칼슘과 당근 모두를 합쳐서 뼈의 구조에 강한 힘을 만들어 준다.

순무잎에는 칼륨의 함유량이 굉장히 많다. 그러므로 특히 당근과 셀러리즙과 섞어 주면, 강한 알칼리성 식품이 된다. 따라서 이것은 위산과다증에 매우 유효하다. 또한 순무잎은 철과 나트륨의 함량도 풍부하다.

다소 이상하게 생각하겠지만, 살균한 우유를 마시면 칼슘 부족 현상을 가져오게 한다. 한편 밀가루와 곡식류, 거기에 설탕 제품을 자주 섭취하면 칼슘 결핍이 생긴다. 이런 식품 중의 칼슘은 모두 무기성이며 시멘트를 만드는 석회와 같은 현상이다.

몸의 세포와 조직은 이런 종류의 무기성 칼슘 원자를 건설적인 목적으로는 사용할 수 없다. 따라서 우리의 혈액은 자기의 기능과 활동을 방해 받지 않도록 부지런히 무기성 칼슘 원자를 제거하려고 한다.

우리들이 자신의 행동에 방해되는 것을 제거해 버리는 것처럼 혈액은 이런 무기성 원자를 혈관을 이용하여 쓸어버린다. 이렇게 하기 제일 좋은 혈관이 바로 직장에 있으므로 그곳의 혈관은 축적되어 가는 노폐물을 받아들여 불쾌할 정도로 확장되게 된다. 이때 치질이라는 이름으로 변하게 되는 것이다.

수많은 사람들이 매일매일의 식사를 통해 무기성 식품을 섭취하고 있으므로 거의 반수의 사람들은 치질을 가지고 있다고 여겨진다. 그 나머지 사람들은 아직도 깨닫지 못하고 있다. 치질의 고통을 고치기 위하여 주사나 전기 응고, 외과 수술 등의 방법을 쓰고 있는데, 영구적인 효과는 없고, 도리어 더 비참하게 된 환자의 예가 너무나 많다. 그것은 원인을 고치지 않고 결과만을 처리한 까닭이다.

한 유명한 변호사는 치질을 고치기 위해 몇 가지 야채즙을 매일 마시며 일상의 식사 습관을 달리했다. 하지만 고기와 감자 · 빵 · 도넛 등을 그대로 먹었다. 결국 이 때문에 모처럼의 야채즙도 아무런 효과를 얻지 못했다.

그러던 어느 날 야채즙 가게 주인을 만나서, 어떤 야채즙도 치질에는 듣지 않는다고 하였더니, 주인은 당근 · 시금치, 순무잎 · 미나리의 혼합즙을 매일 907.2g을 마시고, 생야채와 과일을 겸한 식사를 엄격히 지키고 결과를 확인해 보라고 변호사에게 충고했다.

그 충고대로 한 결과 한 달도 안 되어 변호사는 몇 년 동안 고생하던 불치병인 치질이 흔적도 없이 나았다.

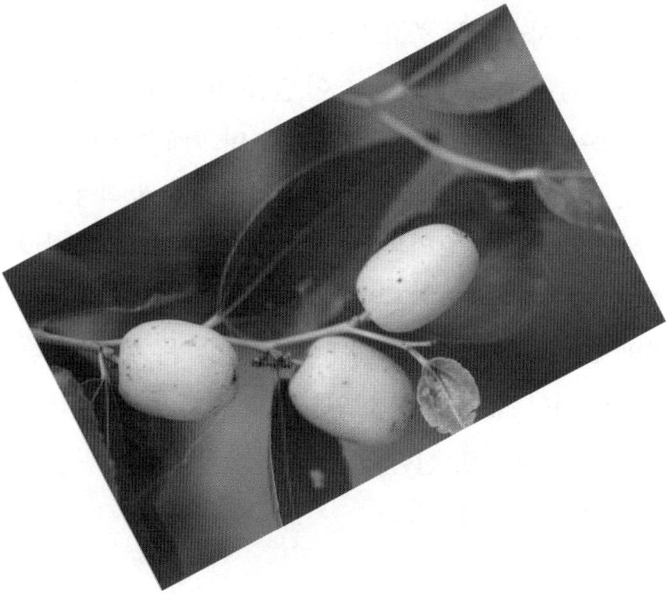

무즙

잎만 쓰거나 뿌리만 사용하면 그 반응이 너무 강하므로, 같이 사용하는 것이 좋다. 또 무즙과 당근즙을 함께 쓰면, 두 쪽의 원소들이 몸 점막의 상태를 정상적으로 해 주는 구실을 한다. 겨자유를 섭취한 다음 한 시간쯤 있다가 무즙을 마시면 더 좋다는 것은 이미 겨자무즙에서 설명한 바와 같다.

무즙은 점막을 진정시키고 치유해 주며, 겨자무가 녹여준 점액을 깨끗이 청소시켜 주며, 이와 동시에 점막을 정상적인 상태로 유지시켜 주는 중요한 일을 한다.

무에 포함된 광물질의 약 1/3이 칼륨이며, 나머지의 2/3 중 1/3 이상이 나트륨이다. 그밖에 철과 마그네슘도 많이 포함되어 있는데, 바로 이 성분들이 점막에 유효하게 작용한다.

부비강 장애를 일으키는 점액을 제거하기 위해서 외과 수술을 받을 필요는 없다. 수술하면 점액을 약간 없애 주기는 하지만, 그 후로는 더 나쁜 결과를 가져 온다. 겨자무즙은 반대로 영속적인 효과를 줄 수 있으므로 좋다. 이런 점액은 우유를 많이 마시든지, 진한 전분 · 빵 · 곡식류를 너무 많이 섭취했을 때 생기는 것이다.

상치즙

상치즙은 우리 몸에 없어서는 안 될 귀중한 철과 마그네슘을 많이 가지고 있는 식품이다. 철은 우리 몸 내부에 가장 활성이 강한 원소로서 다른 어떤 원소보다 늘 새롭게 보충해 주어야 한다. 간장과 비장이 철의 저장소이므로, 철은 여기에 저축된다.

예컨대 혈액을 대량 잃어버리게 되면 적혈구를 신속하게 만들어 낼 수 있도록 갑작스런 요구에 응하게 된다. 특히 출혈이 있은 뒤 철의 감소가 급속하게 진행되면 몸 어느 부분에도 철의 광물성 화합물을 보급할 수 있도록 간장에 저장되어 있다. 또한 섭취한 음식물에 활성 있는 유기성 형태의 철이 충분히 포함되어 있지 않을 때에도 보급할 수 있도록 잘 조절되어 있다.

마그네슘염이 유효하게 작용되는 데에 칼슘이 꼭 필요한데, 상치 속의 마그네슘은 이미 칼슘과 잘 조합되어 있으므로, 이 점에서도 상치는 아주 귀중한 식품이다.

상치에 당근즙을 섞어 주면, 당근의 비타민A의 첨가로 더 효과가 좋으며, 상치 중의 칼슘의 효과는 당근의 나트륨에 의하여 보강되어 한층 더 효과를 나타낸다.

상치는 칼륨 38% 이상, 칼슘 15%, 철 5% 이상, 마그네슘 6%를 포함하고 있다.

또한 상치는 뇌의 주성분의 하나인 인을 9% 이상 포함하고 있으며, 적혈구 성분의 하나이며 산화제로 작용하고 있는 황을 풍부하게 가지고 있다. 많은 신경 장애는 이 두 가지 원소 즉, 황과 인을 곡식류나 고기류에서와 같이 무기성의 형태로 섭취하는 까닭에 일어나는 것이다.

상치는 규소를 8% 이상 포함하고 있는데, 이것은 황 · 인과 더불어 피부 눈썹 머리털의 유지와 발육에 필요하다. 모근이 적절히 영양을 얻지 못하는 까닭은 곡식류나 생명을 잃은 식사를 하는 까닭에 무기성의 황이나 인을 과잉으로 섭취한 까닭이다. 그러므로 머리털이 빠지는 한 가지 이유가 된다.

당근 · 상치 · 시금치의 즙을 날마다 복용하면 신경과 모근에 좋은 영향을 주게 된다.

상치즙을 만들 때 일정한 병 치료의 목적으로 한다면 짙은 녹색잎을 사용하고 흰 부분은 쓰지 않는 것이 좋다. 푸른 부분에 흰 부분보다 엽록소나 다른 활성의 원소들이 더 많이 포함되어 있기 때문이다.

이 상치즙은 결핵 환자나 위장병 환자에게 있어서 큰 도움이 된다. 그리고 유효한 이뇨제이기도 하다.

또한 상치에는 철을 비롯하여 귀중한 활성 있는 원소가 많이 포함되어 있으므로 당근즙과 곁들어 아기들에게 주면 젖먹이 아기든, 인공 영양을 먹고 있는 아기든, 다 함께 만족스런 결과를 얻을 수 있을 것이다.

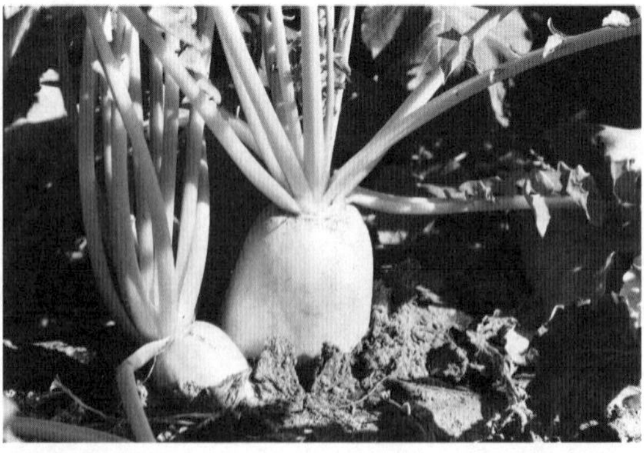

양상치즙

이것은 상치의 일종이지만, 상치와는 그 화학적 성분이 전혀 다르다. 원산지가 그리스 군도의 코스 섬이므로 코스 상치라고도 부른다.

이 양상치즙에 켈프해초를 조금 섞어 주면 부신의 기능을 도와주므로 아드레날린이라는 호르몬의 분비가 좋아지고 몸의 균형을 향상시킨다.

양상치의 특징은 칼륨보다 나트륨을 60% 더 많이 포함하고 있는데, 이런 특수한 비율 때문에 유효한 야채즙이 된다.

예컨대 부신이 손상을 받아 애디슨병내분비 질환에 걸렸을 때는 칼륨의 양을 비교적 적게 하고 활성 있는 유기성 나트륨을 최대한으로 늘려 부신 호르몬의 부족을 보충해 주어야 한다.

이때 애디슨병의 치료에 풍부한 신선한 생양상치즙을 날마다 마시면 좋은 효과를 얻을 수 있는데, 이것은 유기성 나트륨의 함유량이 높은 까닭이다.

복용시 주의할 점은 식사는 진한 전분이나 설탕을 끊고, 모든 종류의 고기도 먹지 말고, 나트륨이나 칼륨이 많은 야채도 피하고 제한된 식생활을 해야 한다. 그러므로 야채나 그 야채즙도 선택할 수 있는 범위가 제한되나 다음과 같은 것은 좋다.

비트 · 셀러리 · 양상치 · 시금치 · 신선한 석류 · 딸기 · 토마토 · 무화과 · 치즈 · 꿀 · 아몬드 · 밤 등이다.

신선한 당근즙은 위에 있는 어떤 야채즙을 첨가해도 좋다. 이렇게 하여 장 관장을 정기적으로 세척해 주면 훌륭한 효과를 얻을 수 있다.

쓴상치즙

쓴상치는 상치와 비슷한 꼬불꼬불한 야채인데 치코리라고도 부른다. 동양의 시장에서는 보통 치코리라고 부른다. 쓴상치라는 말의 뜻은 겨울에 자라는 윗트롭이나 부릇셀 치코리 종류에만 사용되는 것인데, 크림색의 짙고 빳빳한 잎을 가지고 있다. 치코리는 꽃상치의 푸른 잎새보다 영양이 좋지 않다. 이런 종류는 엽록소가 많지 않고, 다른 완전한 식품들이 가지고 있는 필수성 광물질도 그렇게 많이 포함하고 있지 않다.

쓴상치는 민들레와 비슷한데, 그 화학적 성분도 거의 같다. 그러나 쓴상치에는 우리 시력계 신경이 필요로 하는 성분이 가장 많이 들어있다.

쓴상치즙에 당근·셀러리 파슬리 등의 야채즙을 첨가해 주면 시신경과 눈의 근육계에 좋은 영양을 줄 수 있으며, 시력장애에 놀라운 효력을 준다. 이 혼합즙을 하루 0.47ℓ나 0.94ℓ를 마시면, 안질병이 몇 달 사이에 사라지며, 시력을 회복할 수 있고 안경이 필요 없게 된다.

꽃상치는 파랑잎 야채 중에서 비타민A의 자원으로서 가장 풍부한 것들 중의 하나다.

당근 · 셀러리 · 쓴상치의 혼합즙은 천식과 고열에 대해 가장 효과가 좋으며, 이때에도 일상생활의 식사를 조심해야 한다는 것은 더 말할 나위가 없다. 말하자면, 우유나 진한 전분과 설탕 등을 먹어서는 안 된다.

쓴상치를 셀러리나 파슬리와 조합하면, 빈혈과 심장 장애에 대해 대단히 좋다. 조혈제로서도 좋으며, 비장의 장애에도 탁월하다.

쓴상치는 거의 모든 야채즙과 조합해도, 담즙의 분비를 촉진시켜 준다. 따라서 간장이나 담낭의 기능장애에 뛰어난 효과를 가졌다.

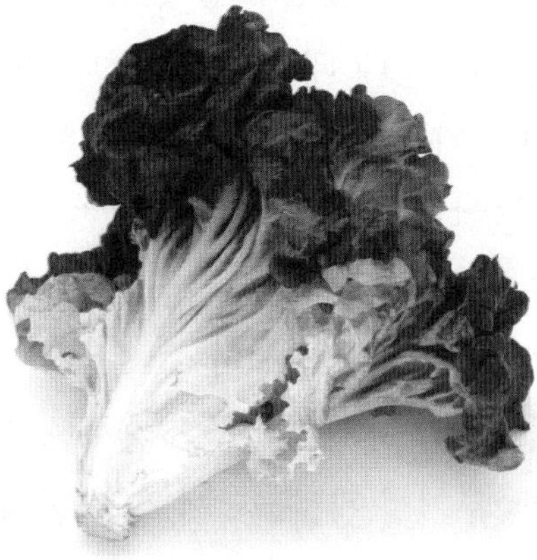

민들레즙

이 즙은 가장 고귀한 강장제의 하나이다. 이것은 위산과다증을 고쳐주며, 체액의 알칼리 과잉증도 중화시켜 준다. 칼륨·칼슘·나트륨을 굉장히 많이 가지고 있는데, 마그네슘과 철도 상당히 포함된 식품이다.

마그네슘은 골격을 튼튼하게 하여 뼈의 연화증을 방지해 주는데 없어서 안 될 원소다. 임신 중에 활성 있는 유기성 마그네슘과 칼슘이 많이 포함되어 있는 식사를 하면 출산 후 이가 빠진다든지, 약해지는 일이 없고, 아기들의 뼈도 튼튼하게 해 주는 특성을 갖고 있다.

칼슘·철·황과 적당히 조합된 활성 있는 유기성 마그네슘은 혈액 성분을 만드는데 대단히 필요하다. 이 같은 마그네슘은 강한 활성을 가지고 있어서 몸세포, 특히 폐와 신경 계통의 조직을 만들어 주는 성분이다.

한편 활성 유기성 마그네슘은 살아 있는 신선한 식물에서만 얻을 수 있는데, 이것도 신선하고 날것이라야만 한다. 이것을 가공의 마그네슘 제제 의약품과 혼동해서는 결코 안 된다. 이런 제제는 무기성 광물질로서 우리 몸의 건강 기능을 도리어 해치고 있다.

모든 화학적인 마그네슘 제제는, 그것이 가루이든, 유제로 되었든, 이런 것을 섭취하면 몸 안에 무기성 산물의 축적을 가져오게 마련이다. 이런 것이 다소나마 효과를 가지고 있을는지 모르나 일시적인 것에 지나지 않는다.

그보다도 우리 몸에 무기 물질이 축적되면, 한때는 다소나마 효과를 볼지 모르겠으나, 장래는 황폐한 상태를 일으키게 하는 원인을 만드는 것임을 알아야 한다.

어느 쪽이 더 좋을까, 나중에 가서 후회하는 것보다 안전한 것을 선택하는 것이 좋다는 현명한 사람들의 말에 따르는 것이 유익할 것이다.

생야채즙에서 얻을 수 있는 이런 활성 유기성 마그네슘은 우리 몸을 위해 더 좋은 가치 있는 영양 원소는 없을 것이다.

민들레의 뿌리와 잎으로 만든 즙을 당근이나 순무잎의 야채즙과 혼합해 주면 척추나 그밖의 뼈치료에도 매우 좋다. 그리고 이를 튼튼히 해 주며, 치조농루증과 충치 예방에 탁월하다.

오이즙

오이는 오줌의 배설을 촉진시켜 주는 자연 이뇨제로 잘 알려진 식품이다. 이것은 이뇨의 효과뿐만 아니라, 규소와 황을 많이 포함하고 있으므로, 당근 · 상치 · 시금치즙과 혼합했을 때에는, 머리털의 성장을 촉진시키는 중요한 특성을 가지고 있다.

오이에는 칼륨 40% 이상, 나트륨 10%, 칼슘 75%, 인 20%, 염소 7% 가량이 포함되어 있다.

당근즙에 오이즙을 첨가하면 우리의 몸 안에서 요산 과잉 축적 때문에 생긴다고 생각되는 류머티즘성 병에 아주 좋은 효과를 갖고 있다. 이런 조합에 약간의 비트즙을 첨가해 주면, 몸 전체의 재생 과정을 빠르게 해 줄 수 있다.

오이즙은 칼륨을 많이 포함하고 있으므로 고혈압이나 저혈압증에 대단히 좋다. 또한 치조농루병 같은 잇몸병에도 큰 효과를 얻을 수 있다.

우리들의 손톱이나 털은 신선할 오이즙에 포함된 원소의 조합을 특히 필요로 한다. 오이즙을 마시면 손톱이 갈라지던지, 털이 빠지는 것 등을 예방할 수 있다.

오이즙에 당근과 상치즙을 혼합해 마시면 갖가지 피부 발진에 효과을 얻을 수 있다. 때로는 자주개자리즙을 넣어주면 그 효과가 더 빨라진다.

토마토즙

토마토는 가장 많이 쓰여지는 식품이다. 신선한 생토마토즙은 가장 유효한데, 소화가 되면 알칼리성 반응을 일으킨다. 그러나 진한 전분이나 설탕을 같이 먹지 않는 조건에서이고, 만일 같이 먹으면 산성 반응을 일으킨다.

토마토는 상당량의 시트르산구연산과 사과산과 약간의 옥살산을 포함하고 있다. 이들 산은 살아 있는 유기성일 때는 선진대사 과정에서 필요한 것들이며 유익하다.

그러나 토마토를 삶든지 열을 가하면, 이들 산은 모두 무기성으로 되고 몸에 해롭게 된다. 이 부작용은 곧 나타나지는 않지만, 차츰차츰 진행되어 신장 결석이나 방광 결석이 되는 사례를 볼 수 있다.

신선한 생토마토즙은 나트륨 · 칼슘 · 칼륨 · 마그네슘 등을 많이 포함하고 있다. 토마토에는 여러 종류가 있는데, 신선하고 날것이면 어느 것이나 모두 즙으로 만들어 마실 수 있다.

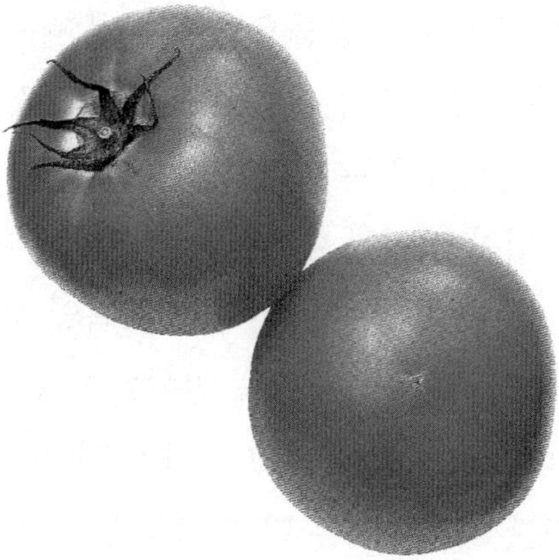

마늘즙

비유적으로 말해서 마늘 그 자체는 과히 좋지 않다. 마늘즙을 마신 사람은 그 냄새 때문에 대부분 남에게 호감을 주지 못한다. 그러나 이런 불쾌감을 견딜 수 있다면, 우리 몸에 대단히 유익한 식품이며, 몸 안의 좋은 청소제가 된다.

마늘은 겨자유를 많이 포함하고 있는데, 이 겨자유는 마늘이 가진 정화작용의 원소와 공동으로 온몸에 빼어난 효과를 가지고 있다. 식욕과 위액의 분비를 자극시키므로 장의 운동과 이뇨작용을 촉진시켜 주는 효과가 있다.

마늘즙의 자극적인 정기는 아주 강력하고 삼투력이 강해서 부비강 · 기관지 · 폐에 고여 있는 점액을 녹일 수 있다.

한편 마늘즙은 장 안의 기생충을 없애는 데도 큰 역할을 하고 있는데, 아메바성 설사에도 그 효과가 뛰어나다.

마늘즙을 만드는 기계로서는 다른 야채즙을 만들 수 없다는 결점이 있다. 한번 쓰면 마늘 냄새가 좀처럼 사라지지 않는 까닭이다. 다른 즙에도 마늘 냄새가 따라다니기 때문에 다소 불편한 점이 있다.

아스파라거스즙

아스파라거스에는 아스파라긴이라는 알칼로이드가 비교적 많이 포함되어 있다.

알칼로이드란 살아 있는 식물에서 발견되는 것인데, 식물의 활동적인 생명 요소를 포함하고 있다. 이것을 잃어버리면 식물은 자랄 수도 없고, 살 수도 없다.

아스파라거스는 탄소 · 수소 · 질소 · 산소 등으로 구성되어 있다. 아스파라거스를 가열하든지 통조림을 하면, 이 알칼로이드의 가치는 없어진다. 수소와 산소가 날아가고, 알칼로이드가 다른 원소와 결합하여 생긴 자연 염류는 사실상 없어지고, 그 가치는 모두 파괴되어 버린다.

아스파라거스즙은 신장에 불쾌할 정도로 강한 반응을 나타내므로, 특히 당근즙과 혼합해서 마시면 이뇨제로 좋은 효과를 가지고 있다.

신장 기능이 불완전할 때나 일반적인 선腺 장애를 조정할 때는 이 아스파라거스즙이 매우 유효하다. 당뇨병과 빈혈증에는 그것에 특효가 있는 야채즙과 아스파라거스를 같이 쓰면 매우 유효하다.

아스파라거스즙은 신장이나 전 근육계의 옥살산수산 결정을 파괴시키므로 류머티즘 · 신경통 등에 좋다. 류머티즘은 과잉의 요소를 생성하는 고기류나 그 제품의 최종 산물이 다량의 요소를 만들기 때문에 생기는 병이다.

우리 몸은 고기나 그 제품 같은 완전한 단백을 100% 소화시키고 동화시킬 수 없으므로, 이런 식품을 먹고 생기는 요산의 대부분이 근육에 흡수된다.

따라서 고기를 계속적으로 먹으면 신장이나 다른 배설기관에 큰 부담이 가게 되고 신장이 과로하게 되어 요산의 배설이 점점 감소되고, 그만큼 근육에 흡수되는 요산의 양이 많게 된다. 그 결과는 류머티즘이라는 고통스런 결과가 찾아온다. 이 상태는 전립선 장애의 근본 원인의 하나이기도 하다. 이때는 당근 · 비트 및 오이의 야채즙에 아스파라거스를 첨가하여 혼합즙을 만들어 마시는 것이 대단히 좋다.

미나리즙

이 즙은 많은 황을 가지고 있다. 다른 광물 원소와 염류를 합친 양의 1/3 이상을 차지하고 있다. 이것이 가지고 있는 원소의 45%는 황 · 인 · 염소를 포함한 산을 만들어 주는 원소이다. 이것은 대단히 강력한 장 청소제이므로 단독으로는 쓰지 않고 다른 야채즙, 예컨대 당근, 그리고 셀러리와 섞어서 마시는 것이 좋다.

미나리의 알칼리성 원소는 칼륨이 20%, 칼슘이 18%, 나트륨이 8%, 마그네슘이 5%, 철이 0.25%이다.

상치 · 순무잎 · 미나리의 야채즙을 당근 · 시금치의 야채즙에 섞은 혼합물은 혈액의 정상적인 재생에 효력이 있으며, 특히 혈액 중의 산소 운반을 증가시키는데 필요한 성분을 포함하고 있다. 빈혈 · 저혈압 저체증에 이렇게 조합한 야채즙의 효력은 대단히 효과적이다.

당근 · 시금치 · 순무잎 · 미나리의 혼합즙은 치핵이나, 다른 여러 종양의 응고한 혈액 휘브린섬유소을 녹여 없애는 특성을 가졌다.

이 혼합즙을 날마다 907.2g을 마시면, 1~6개월 이내에 자연적인 방법으로 이런 증상을 고칠 수가 있다. 이때 시간이 다소 오래 걸리더라도 외과적 수술은 받지 않아야 한다. 순무잎즙 항을 자세히 읽기 바란다.

미나리즙은 당근·파슬리·감자즙과 혼합하여 마시면 기종 환자에게 매우 좋다. 이것은 많은 양의 인과 염소 때문에 효과가 큰 까닭이다.

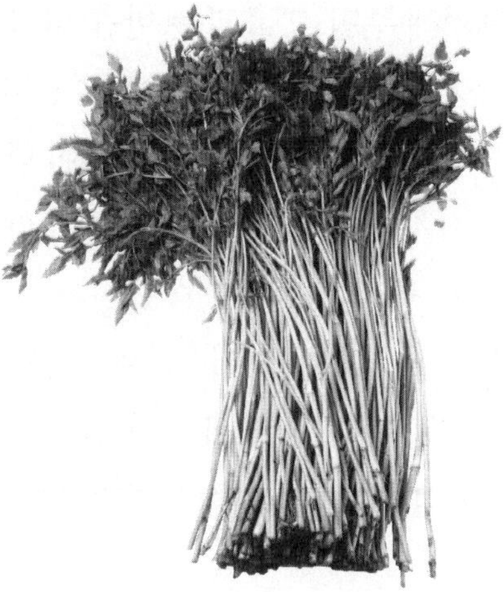

피망녹색즙

이 즙은 손톱과 털에 필요한 규소를 많이 포함하고 있다. 눈물선이나 땀선에도 이 즙이 대단히 좋다.

이 즙의 1/4이나 1/2의 비율에 당근즙을 1로 혼합한 즙은 피부 치료에 대단히 유효하다. 특히 몸의 정화작용이 진행되고 있을 때, 장 세척과 관장을 규칙적으로 시행하여 대장으로부터 노폐물을 제거해 주면 그 효과는 한층 더 좋아진다.

소화관 내에 가스가 생기든지, 방귀가 잘 나오지 않든지, 헛배가 부르든지 복통 등으로 고생한 사람은 이 즙에 당근과 시금치의 야채즙을 0.47ℓ 섞어서 적어도 하루에 0.47ℓ씩 마시면 그 효과 대단히 좋다.

물론 한 번에 다 마실 필요는 없다. 실제로 큰 컵 한 잔의 비율로 한 시간 내지 두 시간, 혹은 세 시간 간격을 두고 마시면 매우 좋은 효과를 얻을 수 있다. 식사하기 전에 마실 것을 권한다.

감자즙

생감자는 삶으면 곧 전분으로 변하는, 쉽게 소화되는 자연 당분을 포함하고 있다. 감자는 성병 환자나 음란적 경향에 고생하는 사람에게는 좋지 않다.

삶은 고기와 감자의 조합은 감자 중의 독인 솔라닌 독을 더 강하게 해 준다.이 독은 녹색 감자에 더 많이 포함되어 있다. 이 솔라닌 독은 성기性器를 지배하는 신경에 유효하다. 육식 때문에 생기는 요산 결정과 같이 성기에 과도한 자극을 주기도 한다.

그러나 감자의 생즙은 피부 정화에 매우 좋다. 이 정화력은 감자 중에 포함된 칼륨 · 황 · 인 · 염소의 양이 많은데 기인하고 있다. 이들 원소는 감자가 생감자로서 활성 있는 유기성 원소 상태에서만 가치가 있다. 감자를 삶으면 유기성 원소는 무기성으로 변화되므로 건설적인 목적에는 소용이 없게 되며, 극히 조금밖에 쓰여지지 않는다.

신선한 생감자는 맛이 좋고, 많은 사람들이 선호하며 실제로 좋은 식품이다.

감자 생즙은 우리 몸의 정화제로서 쓰여지며, 당근즙과 조합하면 그 효과가 매우 높다. 당근과 셀러리즙을 감자와 혼합한 것은 위나 신경통과 통풍 · 좌골신경통과 같은 근육 장애에 효과가 좋다.

이때에는 이 혼합즙 0.47ℓ를 당근 · 비트 · 오이즙 0.47ℓ에 섞고, 날마다 마시면 아주 빠른 시일에 완전히 치유할 수 있다. 단지 이때 고기 · 생선 · 가금류 등은 절대로 먹지 않아야 한다.

어떤 종류의 기종氣腫으로 고생하는 사람은 당근 · 파슬리 · 생감자즙의 조합으로 고통을 없앨 수 있다는 것도 실험을 통해 알게 되었다.

고구마는 식물학적으로는 감자와는 아무 관계도 없다. 고구마는 감자보다 자연 당분인 함수탄소를 1/3만큼 더 많이 가지고 있으며, 칼슘은 3배, 나트륨은 2배, 규소는 2배 이상,

염소는 4배 이상 포함되어 있다.

그러므로 고구마즙은 감자즙보다 한층 더 효과가 크다. 그러나 고구마를 고를 때, 흠이 있다든지 상한 곳이 있는 것은 썩기 쉬어 반드시 주의해야 한다. 여기에 비해 감자는 아무렇게 취급해도 상하지 않는다.

겨자잎즙

겨자잎은 샐러드에 넣으면 대단히 유효하다. 그러나 겨자유를 많이 포함하고 있기 때문에 잎을 사용하여 즙으로 만든 것은 소화관이나 신장을 몹시 자극한다. 그리고 옥살산수산을 많이 포함하므로 삶아서 먹으면 안 된다.옥살산 항목 참고

겨자잎을 주 원료하면 해로운 점이 더 많지만, 당근 · 시금치 · 양배추즙을 혼합해서 쓰면 치질에 아주 특효하다. 이것은 미나리 때와 같이 황과 인을 특히 많이 포함하고 있다. 몸에 대한 영향도 미나리와 비슷하다. 미나리 항목을 참고하기 바란다.

제비콩즙

이 즙은 당뇨병 환자에게 매우 효과적이다. 당뇨병은 전분과 설탕을 너무 많이 섭취한 까닭에 일어나는 식이성병으로서 고기를 먹으면 더 나빠진다.

당뇨병의 치료에 인슐린을 피하 주사해도 뛰어난 효과가

없는 것은 우리가 다 알고 있는 사실이다. 유전적인 질병은 아니지만, 함수탄소를 과량 섭취하는 유전적 습관으로 일어난다. 아기를 기를 때 조리한 밀가루와 곡식류의 무기성 제품이나, 살균하든지 가열한 우유로 기르면 성장한 다음 당뇨병에 걸리게 되는 하나의 원인이 된다.

인슐린은 천연의 당류를 적절히 이용할 수 있게 해 주는 췌장의 분비액인데, 천연의 당류는 우리 몸이 활동하는데 필요한 에너지이다.

이미 설명한 바와 같이 몸의 건강을 위해서는 생야채와 과일 등이 풍부하게 공급해 주는 천연의 활성 있는 유기성 당류만을 이용해야 한다.

전분은 무기성 제품인데, 몸에서 변환되어도 역시 무기성이다. 무기성의 원소는 생명도 활성도 없다. 따라서 췌장은 이 재변환 과정에서 시간 외 노동을 한 결과 조금도 몸의 재생이나 건설에 도움이 되지 않은 생명 없는 원자만을 받게 된다. 이 결과가 당뇨병이다.

당뇨병 환자에서 여분의 지방 조직을 축적하고 있는 것을 볼 수 있는데, 이것은 잘못된 무기 인슐린의 지극의 결과이며. 노폐물을 태워 버리지 못할 뿐만 아니라, 도리어 그 축적을 도와주는 일을 하고 있다.

제비콩즙이 소화 작용을 하는 췌장의 기능에 천연의 인슐린 성분을 줄 수 있는 원소가 포함된 것을 알아야 한다.

당뇨병에는 전분과 당류는 어떤 종류이든 피하고 당근 · 상치 · 제비콩의 혼합즙을 약 0.94ℓ, 여기에 당근과 시금치

야채즙을 45.36g을 섞어서 날마다 복용하면, 대단히 좋은 결과를 얻을 수 있다. 물론 장 세척과 관장은 규칙적으로 행해야 한다.

자주개자리즙

자주개자리는 특히, 유용한 콩과 식물로서 우리 몸에 필요한 광물질과 화학적 원소를 많이 내포하고 있을 뿐만 아니라, 뿌리가 땅 속 깊이50cm~2.5m까지 뻗을 수 있으므로 여기서 얻을 수 있는 미량의 원소까지도 포함하고 있다.

더욱이 좋은 것은 칼슘 · 마그네슘 · 인 · 염소 · 나트륨 · 칼륨 및 규소들을 많이 포함하고 있으며, 균형도 잘 잡혀 있다. 이와 같은 원소들은 우리 몸에서 갖가지 기관의 기능을 위하여 모두 필요한 것들이다.

이 자주개자리는 가축의 사료도 많이 쓰이는데, 그 신선한 잎만을 따서 만들면 대단히 좋은 즙이 된다.

이 풀은 여러 모양의 흙이나 기후에 잘 적응할 수 있고, 알칼리성 흙에서라도 번창할 수 있으므로 야외의 빈터나 자신의 집 뜰안에서도 잘 키울 수 있으나, 도시에 사는 사람에게는 약간 곤란하다.

신선한 자주개자리를 얻기 어려울 때는 씨를 뿌린 다음, 그 어린 싹을 식사 때 먹으면 된다. 이 풀은 싹이 잘 트고, 또한 우리 몸에 대단히 유효하다.

신선한 자주개자리즙은 그 자체만으로는 너무 강하다. 가장 좋은 방법은 당근즙과 같이 마시는 것인데, 이렇게 하면 서로의 장점이 강화되어진다. 자주개자리즙은 동맥의 장애와 심장에 관한 기능 불능 등에 탁월한 효과를 가지고 있다.

겨자무즙

우리들은 겨자무즙을 잘 사용하지 않는다. 왜냐하면 겨자무즙은 그 정기가 너무 센 까닭이다. 잘 빻은 겨자무를 차 숟가락으로 반만 섭취해도 부비강의 점막을 녹일 수 있는 힘을 가지고 있다. 한 번 찌꺼기를 사용해 보면 즙으로 하지 않는 까닭을 알 수 있다.

새로 빻은 겨자무를 짜지 말고 펄프 모양으로 레몬즙을 첨가하여 하루에 두 번씩 차 숟가락으로 식간에 복용하면 점막을 상하지 않고, 부비강이나 몸의 다른 부분의 점액을 잘 녹여 주는 뛰어난 효과를 가지고 있음을 알 수 있을 것이다. 이것은 몸의 정상적이 아닌 점액을 녹여주며 또 깨끗이 씻어주는 세척제이기도 하다.

겨자무즙을 레몬즙과 혼합하여 지시대로 잘 쓰면 신장 · 방관 · 소화기관의 점막을 자극하지 않는다는 것을 알았다.

겨자무즙은 점액을 녹일 수 있을 뿐만 아니라, 귀중한 이뇨제이기도 하다. 특히 부종에 매우 좋다.

겨자무즙은 바로 만드는 것이 좋고, 만든 지 일주일 이상 오래 된 것은 사용하지 않는 것이 좋다. 꼭 작은 병이나 냉장고에 보관해야 하며 먹을 때에는 실온 정도로 따뜻하게 해 주는 것이 더 효과적이다. 겨자무즙은 레몬즙으로 묽게 해 주는 것이 더 바람직하다.

지시한 대로 오전 중에 차 숟가락으로 반, 오후에도 반 비율로 날마다 복용하면 처음엔 눈물이 난다. 그런데 이러한 현상은 부비강이나 몸의 다른 부분에 고여 있는 점액의 양에 따라 다르다. 겨자무즙에 섞을 수 있는 것은 단지 레몬즙뿐이며, 다른 것으로 묽게 해서는 안 된다.

이렇듯 필요에 따라 몇 주일, 몇 달 동안 계속하면, 겨자무즙의 자극에도 익숙해지며, 아무렇지 않게 된다.

이때는 점액을 완전히 녹여 버린 상태이다. 어떤 축농증이든 겨자무즙은 고통의 원인을 제거해 주는 빼어난 효과를 가지고 있다는 것을 알 수 있을 것이다.

겨자무즙의 농도와 혼합하는 레몬즙의 농도를 서로 맞추기 위해서, 원칙적으로 빻아서 으깬 겨자 0.117ℓ에 두 세 개의 레몬즙을 혼합하는 것이 가장 좋다.

회향즙

회향에는 두 가지 종류가 있는데, 그중에 하나는 보통 밭에서 자라는 단맛을 가진 회향이며, 일반적으로 약용으로 많이 쓴다. 또 다른 한 가지는 폴로렌스 회향으로 이탈리아나 그밖의 라틴 여러 나라에서 널리 쓰이고 있다.

전자는 주로 약초 부류로서, 약초 전문가의 지도가 없으면 야채즙으로 쓰기에는 부적당하다.

그러나 후자는 좋은 야채즙을 만들 수 있는데, 셀러리과에 속하는 식물로서, 그 즙은 셀러리즙보다 좀 더 달고 향을 가졌다.

회양즙은 몹시 귀중한 조혈제로서 월경 곤란시 그 효과가 매우 크다. 이때는 단독으로 써도 좋고, 여기에 당근 · 비트즙을 혼합해서 써도 좋다.

파슬리즙

파슬리는 약초의 일종으로 생파슬리즙은 야채즙 중에서 가장 강력한 것 중의 대표적인 것이다. 이것은 당근 · 셀러리 · 상치 · 시금치 등과 같은 다른 생야채즙의 충분한 양을 섞지 않고, 이 즙을 한 번에 31.1035g이나 62.207g 이상을 마셔서는 안 된다. 이때 다른 야채즙에 비해서 그 비율을 많이 하지 않는 것이 좋다.

생파슬리즙은 부신과 갑상선의 활동에 유효하며, 산소의 대사에 없어서는 안 되는 특성을 가지고 있다. 파슬리에 포함된 원소류는 적당한 비율로 되어 있어서 혈관, 특히, 모세 혈관과 동맥을 건강한 상태로 해 준다. 이것은 비뇨생식기에도 유효한 식품이며, 신장 결석 · 방광 결석 · 단백뇨 · 신장염, 그 밖의 신장 장애에도 효력이 매우 크다. 또한 부종에도 퍽 좋은 효과를 가지고 있다.

한편으로 파슬리는 눈과 시신경에 대한 갖가지 병에 효과가 크다. 시력의 약화 · 각막 궤양 · 백내장 · 결막염 · 각종 안질, 또는 동공 반사 지둔遲鈍에 생파슬리즙에 당근즙이나 셀러리, 쓴상치의 혼합즙을 사용하면 아주 효과가 좋다.

그런데 생파슬리즙은 너무 진하면 신경계의 부조화를 일으킬 염려가 있으므로 다른 야채즙과 적당히 혼합하여 복용하면 효과를 얻을 수 있다.

엄격히 말해서 파슬리는 약초류에 속한다. 특히 비트즙이나 당근 · 오이의 혼합즙에 섞어 마시면, 월경을 촉진시켜 주기도 한다. 날마다의 식생활에서 진한 전분이나 설탕을 사용한 음식물을 먹지 말고, 이런 야채즙을 규칙적으로 섭취하면 월경 불순에서 오는 경련을 완치할 수 있는 특효를 누릴 수 있다.

대황즙

대황大黃은 다른 어떤 원소보다도 아기들의 신장 장애를 일으킬 수 있는 원인이 된다. 어떤 식물도 대황 같이 많은 옥살산oxalic 酸을 포함한 것은 없다. 옥살산은 열을 가하면 무기질로 변하고, 섭취하면 몸 안에서 옥살산 결정을 형성한다.

류머티즘의 원인을 보면 삶은 대황을 섭취한 결과로 생기는 경우도 있다. 어떤 특수한 성분을 가진 것을 생각하지 않고 무심히 섭취한다든지, 또는 그 제품을 먹음으로서 얼마나 잘못된 것이라는 것을 보여 주는 좋은 사례가 바로 이 대황이다.

대황은 완하작용을 가졌기 때문에 어른은 물론 애들도 많이 사용한다. 완하작용은 곧 효력을 나타내는데, 옥살산 결정이 몸에 축적되는 것에 대해서는 아무런 생각도 하지 않고 있다. 이 축적물은 곧바로 자극을 주지 않는 잠행적 작용 때문에 병의 증세가 나타나는데 시간이 걸린다. 그 결과로 나타나는 유해한 것이 대황을 먹은 까닭이라는 원인을 알지 못한다.

그러나 신선한 생대황즙을 당근 · 셀러리, 또는 과일 주스와 섞어서 조금씩 복용하면 좋은 효과가 있다. 이 방법에 의하면 장의 운동을 자극해 주는 작용을 한다. 대황즙을 달게 하려고 할 때에는 설탕을 써서는 안 되며, 반드시 꿀을 사용해야 한다.

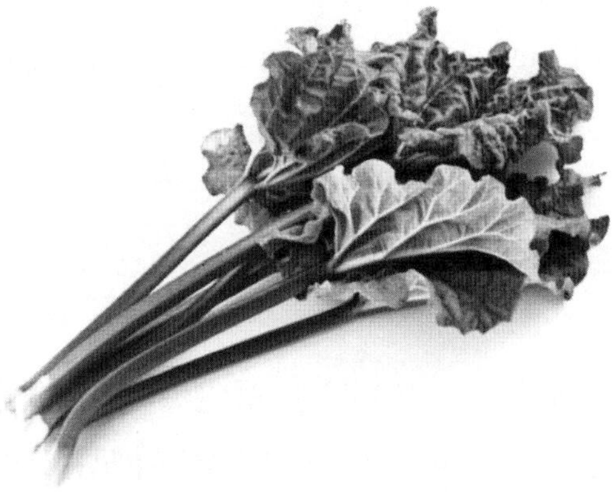

쉬이바즙

넓은 뜻의 프랑스 쉬이바즙은 무기력한 장을 다시 정상적인 기능으로 회복시켜 주는데 효과가 있다. 이때도 장세척과 관장을 하여 장에 고인 노폐물을 제거해야 한다.

이 즙은 옥살산 칼륨을 많이 가지고 있다. 이것은 활성 있는 유기성 날것이라야 몸에 효과가 있다. 절대로 가열해서 먹지 말아야 한다.

이것은 혈액에 필요한 철과 마그네슘을 많이 포함하고 있다. 또한 머리에서 발까지 몸 안의 어떤 곳에서나 필요로 하는 인·황·규소와 같은 정화 원소를 많이 포함하고 있다.

이 풍부한 원소류는 적당히 조합되어 있으므로 쉬비아즙은 우리 몸의 모든 선을 양육하기 위해서 매우 중요한 식품이다.

켈프해초분말즙

자연은 수백만 년을 지나오는 동안 흙층이 비에 씻기고, 산의 언덕이 깎여 진흙 찌꺼기가 생겨서 이 모든 것이 해저에까지 쌓여 바다 밑바닥은 세상에서 가장 기름진 원시의 땅으로 되어 있다.

내가 만일 고기 식품을 먹는다면, 성서에 쓰여 있는 '깨끗한 고기'레위기 : 11장 9~12절의 한 종류인 생선을 먹겠다. 생선은 바다나 강물의 성분으로 양육되므로 다른 어떤 고기보다 광물질과 미량 원소를 많이 가지고 있다.

식물 야채로서도 해초는 가장 영양가 있는 식품의 하나다. 해초의 뿌리는 바다 깊숙이 50,800~76,200미터까지 자리를 잡고 있을 수 있으며, 햇볕과 효소의 작용으로 자라서 잎과 결절結節을 만들어 준다.

잎은 바다의 상치로 덜스홍조류의 식용 해초로 알려져 있는데, 덜스는 아이슬란드, 스코틀랜드 등 지방에서 중요한 보충 식료품이다. 미국이나 캐나다에서는 덜스 건조 해초잎으로 식이요법 건강식에 많이 사용되고 있다.

큰 잎새의 해초는 보통 말려서 빻아 가루나 입자로 만들어 '켈프'라고 하여 사용하고 있다.

어떤 모양의 해초든지, 이것은 요오드를 얻는 가장 좋은 자원이며, 우리가 항상 먹는 야채에서 쉽게 얻을 수 없는 광물성 또는 미량 원소를 많이 가지고 있다.

자연에 있는 59종 이상의 원소들이 바닷물에 녹아 있다는 사실을 보면 바다 식품이 우리들의 영양에 얼마나 좋은가를 알 수 있다.

그러므로 우리들이 행복하게 살기 위해서는 야채나 과일에서 얻을 수 없는 미량의 원소를 풍부히 가지고 있는 켈프나 덜스를 보조식품으로써 섭취해야 한다.

식탁에서 쓰는 소금병에다 켈프를 채워서 샐러드나 주스에 넣어 먹으면 매우 편리하다.

칼륨 조합 식품당근+셀러리+파슬리+시금치 혼합즙에 켈프를 섞어서 복용하면, 내분비계 특히 갑상선에 매우 좋다. 켈프나 덜스는 백화점의 건강식품부에서 얻을 수 있다. 절대로 음식물에 다 요오드를 직접 넣어서 먹으면 안 된다.

파파야즙

파파야는 열대성 과일로 야채는 아니지만 훌륭한 치료제가 되므로 그 효능을 설명하고자 한다.

최근까지 이 과일은 실제로 북반구에서는 찾아볼 수 없는 열대 식물의 과일이다.

그 열매의 모양은 멜론이나 호박과 비슷한데, 익으면 1파운드에서 큰 것은 20파운드 이상의 것도 있다.

우리들의 이목을 끄는 것은 이 과일 속에 파파인이라는 물질이 있는데, 이것이 우리 몸의 소화 과정에서 펩프신과 거의 같은 소화력을 가졌다는 사실이다. 또한 이것은 피브린을 포함하고 있는데, 이 성분은 사람이나 동물 이외에서는 좀처럼 발견되지 않는다. 위액과 취액으로 쉽게 소화되고 몸 내외의 혈액응고에 매우 유효한 성분을 가지고 있다.

덜 익은 녹색 파파야는 익은 것보다 훨씬 더 많은 파파인 효소를 가졌는데, 이 활성도는 익어가는 과정에서 없어진다. 녹색의 파파야즙은 중증의 궤양과 위장 장애에도 대단한 효과가 있어 믿지 못할 만큼 빠른 시간에 완쾌될 수 있다.

녹색 파파야의 껍질을 포함한 빻은 즙을 파상된 부위에 습포제로서 붙여 두면 그 다음날이면 거의 상처의 흔적도 없이 좋아지는 것을 볼 수 있다. 또한 기계 같은 것에 다친 손가락에 발라 두면 2~3일이 지나면 그 손가락을 쓸 수 있게 된다.

녹색 파파야나 잘 익은 파파야도 즙을 만들어 마시면 몸의 거의 모든 장애를 고칠 수 있다. 우리 몸의 병이나 외상에 대해서 응급조치의 가장 쉬운 방법으로 자연은 우리에게 이와 같은 훌륭한 과일을 준 것이다.

퍼스잎즙

이 즙은 칼슘과 나트륨을 매우 적게 포함하고 있지만, 칼륨·인·황·규소·염소를 다량으로 가지고 있다. 칼슘과 나트륨의 함유량이 적기 때문에, 이것은 총체적으로 볼 때 다른 뿌리 식품보다는 가치가 없다. 그러나 잎과 뿌리의 즙은 치료 가치가 좋고, 이 점에서 유익한 야채즙 중에서 높은 위치를 차지하고 있다.

규소와 황을 많이 포함하고 있으므로 손톱에 좋다. 인과 염소의 조합은 폐·기관지 계통에 특히 좋으며, 결핵과 폐렴 환자에게는 이 야채즙이 아주 좋은 식품이 된다.

칼륨을 많이 가지고 있다는 것은 뇌에 좋으며, 많은 정신 장애에 대해 좋은 효과를 주고 있다.

지금까지 말한 것은 모두 밭에서 재배한 퍼스잎에 대한 이야기다. 들에서 야생하는 자연초는 유독 성분을 가지고 있으므로 즙을 만들어 마시면 안 된다.

생칼륨즙

칼륨을 많이 가지고 있는 야채는 많이 있으나, 그 중에서도 당근 · 셀러리 · 파슬리 · 시금치 등이 제일 유명하다.

칼륨 원소의 가치를 완전히 섭취하기 위해서는 야채즙을 묽게 하지 말고 생으로 마시어 우리 몸에서 자연적으로 완전 흡수되고 동화되게 하는 것이 좋다.

이런 조합으로 얻을 수 있는 생칼륨즙은 유기성 광물질과 염분을 포함하고 있는데, 이것은 우리 몸에 실제로 필요한 범위 내에서 모두 가지고 있다. 위산 과다를 고칠 수 있는 효력은 매우 뛰어나다. 우리 몸의 기관에 대해 이 식품보다 더 완전한 식품은 거의 없다고 해도 과언이 아닐 것이다. 환자가 다른 식품을 동화시킬 수 없을 때에는 회복에 필요한 영양을 이 생칼륨즙이 공급해 줄 수 있다. 회복자에게 있어서 생칼륨즙의 가치는 굉장하다. 이런 좋은 식품을 병원이나 요양소에서 정규적인 식사의 일부로 채택하지 않는 것은 실로 놀라운 일이다.

당근즙이나 다른 혼합즙의 어떤 것과 마찬가지로, 칼륨즙도 맛이 없다고 지적하는 사람이 있다. 그러나 몸의 조직이나 세포가 재생하기 위하여 식품 중에 활성 있는 원자를 필요로 할 때는 맛이 있다든지 맛이 나쁘다든지 하여 야채즙을 선택할 수 없다는 것은 치료를 거부하는 처사이다.

이미 여러 번 말한 바와 같이 약전藥典에 명기되어 있는 어떤 약제도, 활성 있는 유기성 원자 · 비타민 · 호르몬을 얻지 못한다. 이런 것들은 모두 병에 의해 소모된 부분을 재생시키는데 절대적으로 신선한 생야채즙을 마실 때만 손쉽게 얻을 수 있는 것들이다.

우리 몸의 세포와 조직을 만들고 있는 원자는 광물성과 화학적 원소인데, 선이나 기관 모든 부분이 이 원소들의 일정한 조합으로 되어 있다. 그러므로 우리들의 식사 중 특히 야채즙에 포함된 활성 있는 원소의 일정한 조합이 곧 우리 몸의 부분 부분에 영양분을 주는 것이라고 확실히 말할 수 있다.

옥살산수산

우리 몸의 이상한 작용의 하나는 장의 연동운동이다. 이 작용은 소화관 · 순환관, 생식기의 관, 배설관 등, 각 관에 계속적인 파상운동을 일으켜 그 속에 있는 물질을 앞으로 내보내 주는 역할을 한다. 이 연동운동은 신경과 근육이 교대로 축과 이완의 연속인데, 우리들 자신의 의식과는 관계없이 자율적으로 이루어지고 있다.

그러나 이 연동운동의 효율은 이들 관의 신경과 근육의 장력張力이 건강하고 강력하면, 좋은 활동을 촉진시키는 것은 더 말할 것도 없다.

유기성 옥살산은 이 연동운동의 장력을 유지시키고 자극을 주는데 필요한 요소의 하나이다. 물론, 이 기관의 세포와 조직이 살아 있는 상태가 아니면, 자율적인 활동에 의해 행해지는 어떤 운동도 불가능하다. 생명은 활동적, 자력적磁力的인데, 죽은 물질은 아무런 활동이 없다. 이것은 우리 몸의 세포와 조직에 대해서도 같다고 말할 수 있다.

우리 몸의 소화 배설 계통을 포함한 중요한 기관의 어느 부분에 병이나 죽음이 있을 때는, 그 기능은 장애를 받게 된다. 이것은 그 부분의 세포 조직을 활성화시키기 위한 살아 있는 원자가 우리 식품 중에 없든지 부족한 까닭에 일어나는 것이다. 살아 있는 식품이라는 것은 날것 중에만 존재하는 활성의 유기성 원자를 포함하고 있는 것을 말한다.

이미 여러 번 이야기했지만, 식품 중에 포함된 유기와 무기의 원자 문제는 대단히 중요하다. 그러므로 옥살산은 더 한층 중요하다. 생야채와 그 즙에 포함되어 있는 옥살산은 유기적이며 효소도 충분하다.

그러나 열을 가해 조리한 식품 중의 옥살산은 확실히 죽은 것이며 무기성으로 된 것이므로 유해하며 파괴적이다. 무기성의 옥살산은 칼슘과 화합한다. 만일 이 두 개가 모두 유기성이면 유익하고 건설적인 조합이 되어 옥살산은 칼슘의 회수와 동화를 돕고, 동시에 몸이 연동운동을 자극 강화시켜 줄 것이다.

한편 무기성의 옥살산은 동시에 섭취한 다른 식품 중의 칼슘과 결합하여 양쪽의 영양 가치를 모두 파괴시켜 버린다. 이 결과 우리 몸은 칼슘 부족 상태에 빠지게 되고 뼈의 분해까지 일으킬 수 있는 중대한 질병을 일으킨다. 이 때문에 나는 삶은 시금치나 열을 가해 조리한 시금치를 절대로 먹지 않는다. 또한 옥살산 그 자체는 무기성으로 되면 신장 내에 무기

옥살산 결정을 형성하는 때가 많다.

우리 식품 중에 있는 광물질, 예컨대 철 성분을 가진 식품을 가열하여 무기성으로 해 주면 우리 몸에 동화되지 않고, 화학적이나 다른 작용을 통해서 다른 원소들의 이용까지 방해하는 경우가 있다. 그러므로 생시금치즙 속의 철은 100%로 이용되지만, 삶은 시금치에서는 단지 그 1/5 그 이하로 이용된다는 것을 알아 두는 것이 좋다.

따라서 유기성 옥살산은 우리 건강에 매우 좋은 활성이므로 옥살산을 포함한 신선한 생야채즙은 생야채의 영양을 보충하기 위해 날마다의 셀러드로 섭취할 필요가 있다.

유기성 옥살산을 가장 많이 포함하고 있는 것은 신선한 생시금치 · 스위스 근대 · 비트잎 · 순무와 겨자잎 · 케일과 콜라드앙배추의 일종, 넓은 잎의 팽이밥풀 등이다.

초醋

전에 출판한 내 책 중에서 백색 증류한 초나 술초에 대해서 유해가 있다고 설명한 것은 초 중에 있는 파괴적 원소인 다량의 빙초산을 말하는 것이다.

순사과로 만든 희석시키지 않은 순수한 '사과초'는 반대로 건설적인 성분인 사과산을 포함하고 있는데, 이것은 소화 과정에서 반드시 필요한 물질이다.

일반적으로 사용하고 있는 초는 세 가지가 있는데, 미국에서는 사과초 및 백색 증류초가 쓰이고 있다. 술초는 라틴 아메리카에서 보통 양념으로 쓰는데, 이것은 백색 증류초와 같이 빙초산을 포함하고 있다.

백색 증류초는 우리 몸에 해롭다. 이것은 적혈구를 빨리 파괴시키므로 빈혈을 일으키게 된다. 또한 소화 과정에도 해를 끼치며 소화를 느리게 한다든지, 또는 음식물의 적당한 동화작용을 방해하기도 한다. 이와 같은 초는 양조술이나 맥아즙 같은 알코올 액을 산성으로 하여 맥아초라고 각각 부른다. 빙초산을 많이 포함하고 있는 백색 증류초는 미국에서 많이 쓰이고 있다.

사과로 만든 초가 '사과초'이다. 사과초는 사과산을 포함하고 있는데, 자연의 사과 성분이며 소화 과정에서 필요한 성분이다.

이 사과산은 몸 안에서 알칼리 원소나 다른 광물질과 결합하여 에너지를 만들며, 또는 글리코겐이란 형태로 몸에 저장되었다가 다음에 에너지 발생을 위하여 쓰인다. 그러므로 이것은 인간이나 동물에서 적절히 쓰여지며, 아주 훌륭한 가치가 있는 것으로 알려졌다.

이 사과초의 좋은 점은 칼륨을 많이 가졌다는 것이다. 이것은 우리 몸을 구성하고 유지하는 데 필요하며, 몸의 조화와 안정을 돕는 데 반드시 필요한 원소이다. 이 칼륨은 몸에서 가장 중요한 다른 원소, 예컨대 칼슘 · 나트륨 · 철 · 마그네슘 염소 · 규소 등과 잘 협동할 수 있는 것이다.

사과초는 사과씨나 껍질만 가지고 만들어진 것이 아니고, 사과 전체를 가지고 만들어진 대단히 중요한 식품이다.

적절히만 사용한다면, 사과초는 부엌의 찬장 속에 간직해야 할 꼭 필요한 물건의 하나이다. 그 살균성은 이루 말할 수 없다. 피부의 형성물은 비록 그것이 전염성일지라도 사과초를 피부에다 직접 발라줌으로써 좋아진다.

스코틀랜드에서는 정맥류 즉, 정맥이 피부 밑에서 굵게 밖으로 튀어나오는 정맥을 고치는 데 사과초를 써 왔고, 오늘날도 사용하고 있다.

그들 스코틀랜드인들은 사과초를 다리 전부의 정맥 있는 피부에다 사과초를 아침저녁으로 약 한 달 동안 바르고, 동시에 물 한 컵에 찻숟갈로 두 숟갈의 사과초를 섞은 것 2~3컵을 마시는데 매우 좋은 효과를 본다고 한다.

사람의 생명은 그 사람의 혈액의 상태로 표현할 수 있는데, 이 혈액은 뼈의 골수에서 형성되고 비장에서 활성화된 다음 혈관을 통해서 온몸을 순환하는 것이다. 우리 몸의 정상적인 과정에서는 혈액은 항상 28일 주기로 완전히 새로 창조되어지는데, 헌 적혈구가 혈관을 통해 몸 안을 돌며 없어지는 동안, 새 적혈구가 재생되어 그 균형이 잘 유지되지 않으면 우리의 건강은 지켜줄 수 없다.

몸의 기능을 유지하는데, 가장 간단한 영양은 신선한 생야채즙이나 과일 주스가 제일 효과적이라는 것이 증명되었다. 또한 몸의 이 같은 균형을 빨리 재조정하는 간단한 방법도 사과초만큼 더 좋은 것은 없다는 것도 증명되었다.

월경시 출혈이 심하든지, 치질로 출혈하든지, 코피 · 상처 출혈이 있을 때 한 컵의 물에 사과초를 찻숟갈로 두 숟갈 타서 날마다 필요하면 하루 두세 번 마시면 기적적으로 멈추게 된다.

위액 중의 산이 부족하여 단백질의 소화가 잘 안 된다든지 따라서 혈압이 올라갈 때 사과초를 한 컵 물에 한두 세 숟갈 타서 식간에 마시면 혈압이 내려가는 것이 느낄 정도이다.

5

각종 질환의 야채즙 처방전

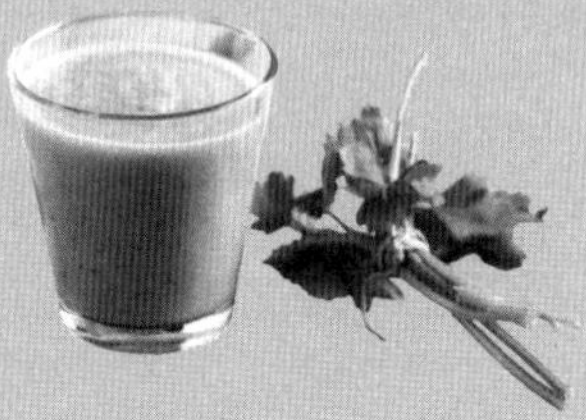

01

자연요법에서 기억해야 할 것들

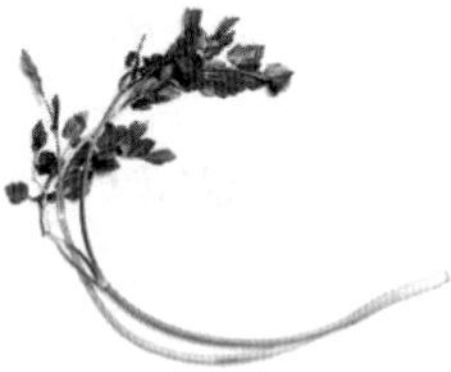

1. 끝까지 참고 견딘다

자연요법으로 몸을 다스리려고 할 때 잊어서는 안 될 가장 중요한 점은 생야채즙 형태로 섭취한 자연식품은 우리 몸 전체를 규칙성있게 청소해 준다는 사실이다.

이 대청소가 일어나고 있는 몸의 각 부분에서 어느 기간 동안은 고통을 느낄 수도 있으며, 그것이 일반적인 진행이다. 때로는 진짜 병에 걸린 것 같은 느낌도 있을 것이다. 그러나 야채즙의 신선하고, 그날 만들어서 섭취한 것이라면, 이 때문에 병이 된다고 생각하는 것은 잘못이다.

그보다 몸 안에서 청소와 치유의 과정이 일어나고 있으므로 야채즙을 충분히 섭취했을 때, 이런 불쾌감을 느끼는 것은 빠를수록 좋다. 반응이 빠를수록 빨리 호전되는 까닭이다. 이에 대해서는 야채즙 치료를 이해할 수 있는 의사에게

물어보는 것이 좋다. 하지만 야채즙을 마시지 않은 의사는 효과를 합리적으로 잘 이해하지 못할 것이다.

일생을 통해서 축적된 독소를 아무리 야채즙을 마신다 해도, 하룻밤 사이에 몸 밖으로 모두 배설시킬 수 있다고는 생각할 수 없다. 어느 정도의 시간이 소요되는 것은 당연하다.

2. 관대한 마음은 치료 방법의 과정이다

당근즙을 마시면 피부가 누렇게 된다고 하는 사람이 있는데, 이런 바보 같은 이야기를 하는 것은 몸의 기능을 전혀 모르는 까닭이다. 당근의 색소가 피부를 통해 스며 나온다고 예상하는 것은 마치 비트의 붉은 색소나, 시금치의 푸른 색소가 그대로 피부를 통해 나온다고 생각하는 것은 참으로 어리석은 발상이다.

야채즙을 마시고, 때로는 피부가 누렇거나 갈색으로 변할 수도 있지만, 이것은 배설기관이 처리하지 못한 양의 오래 된 담즙과 다른 노폐물과 간장이 배설하고, 그 남은 약간의 것이 피부 구멍을 통해서 배설되기 때문인데, 이는 정상적인 작용이다.

한편 몸이 중독되었을 때도 이와 같은 작용이 일어난다. 그러나 이때의 피부 착색은 야채즙을 계속 마시면 없어진다.

어쨌든 자연의 생식품과 신선한 야채와 과일 주스를 날마다 규칙적으로 섭취하면, 우리 몸은 다시 한 번 재생되어지며 노폐물과 장애물이 사라진다. 이렇게 되면 우리는 풍부한 건강과 에너지, 그리고 활력을 얻게 되므로 견문이 없는 비평가들의 비난은 우리에게 어떠한 영향도 주지 못한다.

3. 철저하게 위생을 지킨다

야채즙을 만드는데 사용하는 기계나 도구와 그 장소는 언제든지 적절한 청소와 살균을 염두에 두어야 한다. 생야채즙은 오래 보관할 수 없고, 위생적으로 보존하려면 여러 가지 주의가 필요하다.

가정용 도구를 사용할 때는 먼저 끓인 열탕으로 완전히 도구를 살균하고 사용하기 전에 냉수로 식힌다. 그렇지 않으면, 먼저 사용하고 난 뒤 곧장 물로 씻고, 다음에 끓인 열탕으로 도구를 사용해야 한다.

야채즙을 만드는 장치를 잘 살균했음에도 불구하고, 만든 즙이 썩을 때가 있다. 이것은 야채의 한 종류나 몇 가지 종류가 썩었을 때, 전부가 영향을 받기 때문이다. 그러므로 야채를 잘 씻고, 시들은 부분이나 썩은 곳을 완전히 없애 버리는 것이 중요하다.

4. 해독의 중요성

몸을 청소하는 것은 건강의 제일보이다. 병적 산물이나, 어떤 종류의 노폐물이 몸 안에 축적되든지 머물게 되면 회복이 지연된다.

우리 몸에서의 자연 배설 경로는 폐 · 피부 구멍 · 신장 및 장이다.

발한은 몸에 고여 있는 독소를 배설시키려는 땀선의 활동이다. 신장은 간장에서 만든 음식물이나 신진대사의 최종 산물을 배설한다.

장은 음식물의 찌꺼기 뿐만 아니라 몸의 노폐물 등을 육체나 정신 활동의 결과로써 소모된 세포와 조직의 형태로 배설한다. 이 노폐물은 배설되지 않으면 단백질이 썩게 되어 독혈증 또는 산중독에 걸리게 된다.

이와 같이 노폐물이 몸에 축적되는 것은, 우리들이 생각하는 것보다 훨씬 나쁘며, 이런 것을 배설해 버리는 것이 무엇보다 건강 제일보라는 것을 알아야 한다.

이 배설을 빨리 하는 좋은 방법의 하나는, 특히 성인들에게는 다음과 같은 방법이 유효하다.

해독법은 맹장염이나 또는 그런 경향이 있는 사람은 사용하지 않는 것이 좋다.

아침에 일어나서, 제일 먼저 플루토수와 같은 소금물을 226.8g들이 컵으로 한 컵 마신다. 더 좋은 것은 차 숟가락으로 한 숟가락의 글라우버염[황산나트륨]을 컵 한 잔의 물[226.8g]에 섞은 것을 마셔도 된다. 이 식염수를 마시는 목적은 일시적으로 장을 비워서 독성이 있는 물질이나 몸의 노폐물을 장으로 끌어내려 대장을 통해서 배설시키게 하려는 것이다.

만일 이런 식염수를 얻기 어려울 때는 '제드릿즈산'을 마셔도 좋다. 이것은 아침에 일어나서 곧 한 포를 마시고, 그 후

15분마다 한 포씩 모두 6포를 마신다.

이 식염수나 제드릿즈산은 유독한 림프액과 몸의 노폐물에 대해서 마치 자석이 쇳조각이나 쇳가루를 잡아당기는 것과 같이 작용한다. 이렇게 하여 장으로 끌려온 노폐물은 몸 밖으로 배설되는데, 이때의 대변의 양은 대단히 많아서 1갤런이나 그 이상이 될 수 있다.

이런 배설량에 상당한 것을 보충해 주지 않으면, 몸은 당연히 수분 부족증에 걸린다. 이 보충에는 232ℓ의 레몬즙을 만들어 116ℓ의 물로 희석시켜 마시면, 몸에 빨리 흡수된다. 레몬즙은 몸에 알칼리성 반응을 일으킨다. 이 레몬즙은 다음과 같은 비율로 만든다.

- 4~6개 정도의 포도
- 2~3개 정도의 레몬

이 혼합물의 전체를 232ℓ로 할 수 있는 오렌지

여기에 232ℓ의 물을 첨가한다.

때에 따라서는 식염수나 또는 세드릿즈산을 6포 마신 후 반시간 지나서, 이 과일즙을 232ℓ 컵으로 한 컵 마신다. 다시 20분이나 30분마다 과일즙을 모두 다 마신다.

이렇게 하여 저녁때가 되면 대단히 공복감을 느끼지만, 아무 것도 먹지 말아야 하며, 오렌지나 포도 또는 그 즙을 조금 마시든지 셀러리를 조금 먹는 정도로 끝내야 한다. 또 자기 전에 미지근한 물 232ℓ에 1~2개의 레몬즙을 섞은 물로 관장을 한다.

이렇게 3일간 계속 반복하면 약 3갤런의 유독 림프액이 몸으로부터 제거되고, 그 대신 3갤런의 알칼리성 즙이 흡수된다. 이것으로 몸은 알칼리성을 유지할 수 있다. 나흘째부터 야채즙과 과일을 날것으로 먹는다.

이 해독법 도중이나 그 후에 약간 몸이 약해진 것 같은 느낌을 가질 수 있으나 경계할 필요는 없다. 우리의 에너지가 몸의 대청소 작업에 쓰여진 것이며, 곧 정화되어 건강한 몸이 되면 보다 더 큰 에너지와 활력을 얻을 수 있을 것이다.

만일 약간의 맹장염 기운이 있을 때는 이 방법을 사용하면 안 된다. 다만 관장만 한다. 필요하면 일주일간 하루에 2~3번이나 그 이상을 계속한다.

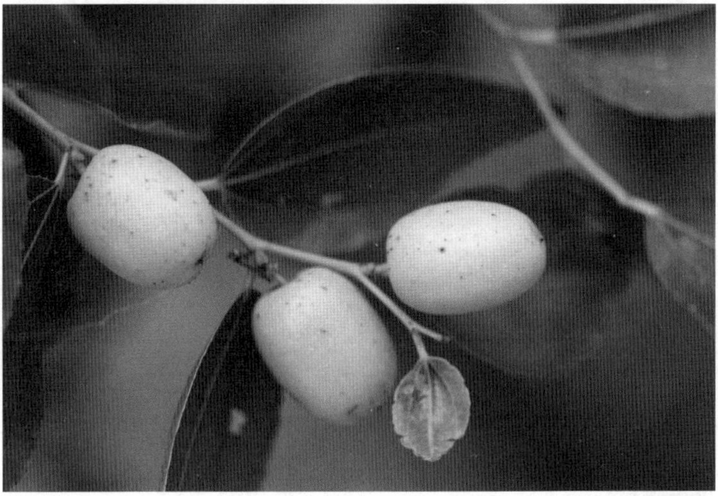

02

야채즙 치료법

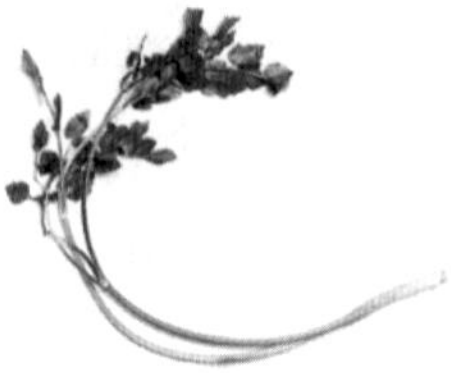

야채즙의 조합

1 당근
2 칼륨(당근 · 셀러리 · 파슬리 및 시금치)
3 비트 · 비트잎
4 방울양배추
5 양배추
6 셀러리
7 오이
8 민들레
9 쓴상치
10 피망
11 겨자무 · 레몬
12 상치
13 파슬리
14 무와 잎
15 시금치
16 제비콩
17 순무 · 순무잎
18 미나리
19 자주개자리
20 사과
21 야자씨
22 포도
23 레몬
24 오렌지

25 석류
26 당근 · 비트
27 당근 · 사과 · 비트
28 당근 · 비트
29 당근 · 비트 · 셀러리 · 야자씨
30 당근 · 비트 · 오이
31 당근 · 비트 · 상치
32 당근 · 비트 · 상치
33 당근 · 비트 · 시금치
34 당근 · 양배추
35 당근 · 양배추 · 셀러리
36 당근 · 양배추 · 상치
37 당근 · 셀러리
38 당근 · 셀러리 · 쓴상치
39 당근 · 셀러리 · 상치
40 당근 · 셀러리 · 파슬리
41 당근 · 셀러리 · 무
42 당근 · 셀러리 · 시금치
43 당근 · 셀러리 · 순무
44 당근 · 오이
45 당근 · 민들레
46 당근
47 당근 · 민들레 · 시금치
48 당근 · 민들레 · 무
49 당근 · 쓴상치
50 당근 · 셀러리 · 쓴상치 · 파슬리
51 당근 · 피망
52 당근 · 상치
53 당근 · 상치 · 자주개자리
54 당근 · 상치 · 오이
55 당근 · 상치
56 당근 · 상치 · 제비콩 · 시금치
57 당근 · 상치 · 제비콩 · 방울양배추
58 당근 · 상치 · 무
59 당근 · 파슬리
60 당근 · 무
61 당근 · 시금치
62 당근 · 시금치 · 무 · 미나리
63 당근 · 무
64 당근 · 무 · 미나리
65 당근 · 미나리
66 당근 · 자주개자리
67 당근 · 사과
68 당근 · 회양
69 당근 · 야자씨
70 포도 · 레몬 · 오렌지
71 당근 · 오렌지

72 당근 · 석류
73 당근 · 비트 · 석류
74 당근 · 상치 · 석류
75 양배추 · 셀러리
76 셀러리 · 오이
77 셀러리 · 오이 · 순무 · 파슬리 · 시금치
78 셀러리 · 민들레 · 시금치
79 셀러리 · 쓴상치 · 파슬리
80 셀러리 · 상치 · 시금치
81 셀러리 · 시금치 · 파슬리
82 셀러리 · 제비콩
83 방울양상치 · 제비콩
84 당근 · 방울양상치 · 제비콩
85 당근 · 아스파라거스 · 상치
86 당근
87 당근 · 퍼스잎 · 감자 · 미나리

야채즙의 다양한 배합법

눈에 보일 수 있을 정도의 치료 효과를 얻기 위해서는, 성인은 하루 권장량이 적어도 453.6g의 야채즙을 예시한 배합 형식의 한 가지 또는 몇 가지를 혼합하여 마시지 않으면 안 된다.

예컨대 관절염일 때는 22번을 453.6g, 61번과 6번을 적어도 453.6g, 그리고 37번을 453.6g 마신다. 총체적으로 관절염을 치료하기 위해 날마다 1814.4g의 야채즙을 마시는 셈이 되는데, 이렇게 하면 적당한 기한 내에 눈에 보이는 결과가 확실하게 나타난다.

이밖에 30번 당근 · 비트 · 오이의 혼합즙을 453.6g 마시면 그 효과가 대단하다. 이런 즙을 하루 동안 각각 조합을 하여 마실 때, 한두 시간의 간격을 두고 마신다.

여기서 중요한 것은, 서로 다른 종류의 야채즙을 조합함으로써 화학적 구성은 완전히 변하고, 조합한 전체로서의 효과는 각 야채즙을 따로따로 한 가지씩 마실 때와는 전혀 그 효과가 달라진다. 이런 효과는 야채즙에 대한 경험이 없는 사람에게는 전혀 믿지 못할 것이다.

어떤 병이나 증상에 대해서, 가장 유효한 야채즙이나 조합을 선택하려면, 병이 생기게 된 원인을 조사하여 그 발생을 영구히 방지하기 위해 원인 자체를 제거해야 할 일이 필요하다. 예컨대 관절염에 가장 유효한 여러 가지 처방을 제시했는데, 우리는 그 원인으로서 오랫동안 쌓인 걱정과 불쾌감 때문이며, 한편 관절 연골에 무기성 칼슘이 축적된 결과인 것을 알게 되었다.

침해를 받은 연골은 무기성 칼슘 원자에 대해서 자기력적 인력을 가지고 있으므로 혈액은 치질 때와 같이 몸의 다른 장소에 축적되지 않고 관절 연골에 무기성 칼슘을 축적시키게 된다. 관절염에서는 이 칼슘 원자가 연골과 인대를 경화시키는데, 치질 때는 응혈 섬유소를 만든다. 이들 질병 모두는 무기성 칼슘을 포함한 음식물을 섭취한 까닭으로 생긴다는 것은 분명한 사실이다.

그러나 이 같은 관절염의 칼슘 축적이 한 번 시작되면 점차로 고질화하여, 마침내는 뼈의 완곡을 가져오게 한다. 몹시 아픈 격통의 발작이 오랫동안 간격을 두고 일어나든지, 짧은 간격을 두고 일어나든지 하는데, 그 격통을 느낀 후부터 관절이 부어오르는 것이 보통이다. 한 번 이 칼슘의 덮어씌움이 결정적으로 확립되면, 그 과정의 진행은 당연한 일이며, 칼슘의 침착은 누적되어 갈 것이다.

이런 무기성 피복적被覆的 칼슘을 녹이는데 가장 효과 있는 요소의 하나는 포도에 포함된 유기성 살리실산이다. 그러므로 신선한 포도즙을 날마다 453.6g 또는 그 이상 마시면 칼슘이란 이 이상한 물질의 축적을 녹일 수가 있다. 하지만 통조림의 포도즙은 전혀 효과가 없다.

동록유라는 기름은 향내를 가진 것으로 살리실산을 많이 포함하고 있다. 외용약으로 많이 쓰이며, 진통 작용이 있고 연골과 관절의 청소와 재생을 돕는다.

그러나 무기성 칼슘을 녹이는 것이 이 재생 과정을 진행시키는 데는 제일이다. 걱정과 불쾌감을 스스로 깨닫고 이것을 없애 버리는 것은 참 어려운 일이지만, 그러나 이것은 큰 도움이 된다. 칼슘을 몸으로부터 청소하지 않으면 안 된다. 그러므로 우리는 셀러리즙을 날마다 453.6g을 마셔야 하는데, 이것은 칼슘을 녹일 수 있는 나트륨을 많이 가지고 있다.

혈액과 림프액은 이 무기성 칼슘의 노폐물을 대장으로 운반한다. 그러므로 대장의 기능을 높이기 위해서는 당근과 시금치의 혼합즙을 453.6g을 마신다. 이 조합은 대장과 소장의 신경과 근육을 양육하는 구실을 하는데 매우 중요한 역할을 한다.

당근과 셀러리의 혼합즙을 날마다 453.6g 마시면, 연골과 관절의 재생을 도와서, 드디어 정상 상태로 회복해 주는 것이다. 치료가 되어가는 과정에서 다소 아픈 것이 보통이며, 때로는 몹시 심한 통증이 일어나기도 한다. 많은 환자는 이것을 견디어야 하며 회복되면 전보다 더 활동적으로 변모되어 갈 것이다.

왁친 · 약물 · 온열 · 전기, 그밖의 여러 가지 약은 치료법으로서는 전혀 가치가 없고 통증을 완화시키기 위해서는 그 원인을 제거해야 한다.

우리의 육체가 영양의 기본적 법칙을 배반한 결과로 병에 걸린다고 하면, 그 몸에서 노폐물을 없애고 신선한 생야채와 과일 같은 활성 있는 유기성 원자를 섭취하여 몸을 양육하는 것은, 적어도 감퇴되어가는 에너지와 활력을 회복시키는 데 큰 도움이 될 것이다.

이런 영양을 적절히 만든 신선한 생야채를 즙의 형태로 섭취한다면, 그 회복은 빠른 효과를 낼 것이다.

03

각종 질환 야채즙 처방전

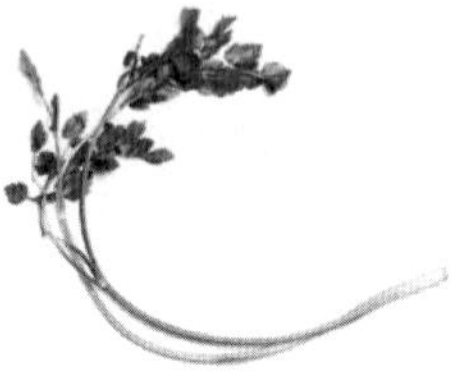

다음의 처방은 모두 노워크Nowalk 영양화학연구소에 의한 것이다. 이 처방전은 그 연구소가 생야채즙 요법에 대해 투자하여 워커W. Walker 박사가 연구한 노력의 결정이다.

이런 조합을 응용한 결과는 전기 파괴기와 압착기를 써서 만든 야채즙에 의해 얻은 결과라는 것을 알아 두는 것이 좋다. 이 기계는 야채나 과일로부터 다른 어떤 방법보다 더 완전히 비타민·광물질 그밖의 다른 활성 있는 원소를 추출해 낼 수 있고, 또 효소를 잘 간직할 수 있다는 것을 알도록 했다.

다른 어떤 형태의 즙 추출기를 사용했을 때는 지적한 처방의 양을 증가시키면 된다. 또한 어떤 즙이나 신선하고 날것이면 전혀 마시지 않는 것보다 좋다.

우리들 인간은 다른 동물보다 높은 세계에 살고 있다. 우리는 자유 의지를 가지고 있으며, 이것을 이용하고 발전시킬 수도 있다. 만일 우리들이 자연 법칙을 위반한다면, 자연의 신은 전멸 상태로부터 구제해 준다.

우리는 생활을 영위하기 위해 막대한 지식을 얻어야 하며, 현명하게 응용할 수 있는 법도 배워야 한다. 우리가 총명하게 살지 못한다면 장수는 고사하고, 인생의 어떤 가치를 상실하게 된다.

우리는 지식을 가르칠 수는 있어도, 다른 사람으로 하여금 지식을 배우게 할 수는 없다. 만일 우리가 어떻게 건강을 얻고 유지하는 것을 알기가 어렵다면, 또 이 지식을 실천에 옮기기가 몹시 어렵다면, 보다 쉬운 해결책은 저항이 적은 삶을 영위하며 죽음이 멀지 않다고 열심히 바라는 것이다.

당신은 우리 몸의 해부와 생리에 대한 지식이 있든 없든, 생야채즙의 요법을 이해하고 실행하고 있는 의사에게 가서 진찰을 받고 치료법을 상의하는 것은 대단히 좋은 일이다.

당신이 이 책의 내용을 주의 깊게 연구한다면, 이 치료법에 대한 확신과 지식을 얻게 되고, 자연 치유의 경로를 밟을 수 있을 것이다.

두 가지 이상의 혼합즙은 아래의 조합 비율과 같다. 번호가 없는 것은 단독즙이고, 혼합즙의 번호는 앞 야채 번호를 참고하면 된다.

#2. 당근 198.45g + 셀러리 113.4g + 파슬리 56.7g + 시금치 85.05g

#11. 레몬 한 개 + 빻아서 압착하지 않은 겨자무 113.4g

#26. 당근 368.55g + 비트 85.05g

#27. 당근 198.45g + 사과 170.1g + 비트 85.05g

※비트는 뿌리와 잎을 쓴다.

#28. 당근 226.8g + 비트 85.05g

#29. 당근 311.35g + 비트 85.05g + 셀러리 41.75g + 야자씨 56.7g

#30. 당근 538.65g + 비트 85.05g + 오이 85.05g

#31. 당근 255.15g + 비트 85.05g + 상치 113.4g

#32. 당근 198.35g + 비트 85.05g + 상치 113.4g

#33. 당근 283.5g + 비트 85.05g + 시금치 85.05g

#34. 당근 311.85g + 양배추 141.7g

#35. 당근 198.35g + 양배추 113.4g + 셀러리 141.75g

#36. 당근 226.8g + 양배추 113.4g + 상치 113.4g

#37. 당근 255.15g + 셀러리 198.35g

※셀러리 잎을 쓸 경우에는 당근 283.5g과 셀러리 170.1g의 비율.

#38. 당근 255.15g + 셀러리 141.75g + 쓴상치 56.7g

#39. 당근 198.45g + 셀러리 141. 75g + 상치 113.4g

#40. 당근 255.15g + 셀러리 141.75g + 파슬리 56.7g

#41. 당근 226.8g + 셀러리 141.75g + 무 85.05g

#42. 당근 198.35g + 셀러리 141.75g + 시금치 113.4g

#43. 당근 226.8g + 셀러리 170.1g + 순무 56.7g

#44. 당근 340.2g + 오이 113.4g

#45. 당근 340.2g + 민들레 113.4g

#46. 당근 255.15g

#47. 당근 283.5g + 민들레 85.05g + 시금치 85.05g

#48. 당근 311.85g + 민들레 85.05g + 무 56.7g

#49. 당근 368.55g + 쓴상치 85.05g

#50. 당근 198.35g + 셀러리 141.7g + 쓴상치 56.7g + 파슬리 56.7g

#51. 당근 340.2g + 피망 113.4g

#52. 당근 283.5g + 상치 170.1g

#53. 당근 255.15g + 상치 113.4g + 자주개자리 85.05g

#54. 당근 198.35g + 상치 141.7g + 오이 113.4g

#55. 당근 226.8g + 상치 141.7g

#56. 당근 255.15g + 상치 113.4g + 시금치 85.05g + 제비콩 85.05g

#57. 당근 170.1g + 상치 113.4g + 제비콩 85.05g + 방울양배추 85.05g

#58. 당근 283.5g + 상치 113.4g + 순무 56.7g

#59. 당근 340.2g + 파슬리 113.4g

#60. 당근 311.8g + 무 141.75g

#61. 당근 283.5g + 시금치 170.1g

#62. 당근 226.8g + 시금치 113.4g + 무 56.7g + 미나리 56.7g

#63. 당근 340.2g + 무 113.4g

#64. 당근 283.5g + 무 85.05g + 미나리 85.05g

#65. 당근 340.2g + 미나리 113.4g

#66. 당근 340.2g + 자주개자리 113.4g

#67. 당근 255.5g + 사과 198.35g

#68. 당근 255.15g + 회향 198.35g

#69. 당근 368.55g + 야자씨 85.05g

#70. 포도 170.1g + 레몬 85.05g + 오렌지 198.35g

#71. 당근 311.85g + 오렌지 141.75g

#72. 당근 311.85g + 석류 141.75g

#73. 당근 255.15g + 비트 85.05g + 석류 113.4g

#74. 당근 198.35g + 상치 141.7g + 석류 113.4g

#75. 양배추 141.75g + 셀러리 311.85g

#76. 셀러리 226.8g + 오이 85.05g

#77. 셀러리 283.5g + 오이 113.4g + 파슬리 56.7g + 시금치 85.05g + 순무 56.7g

#78. 셀러리 226.8g + 민들레 113.4g + 시금치 113.4g

#79. 셀러리 311.85g + 쓴상치 85.05g + 파슬리 56.7g

#80. 셀러리 198.35g + 상치 141.75g + 시금치 113.4g

#81. 셀러리 283.5g + 시금치 113.4g + 파슬리 56.7g

#82. 셀러리 340.2g + 제비콩 113.4g

#83. 방울양상치 198.3g + 제비콩 255.15g

#84. 당근 170.1g + 방울양상치 141.7g + 제비콩 141.7g

#85. 당근 226.8g + 아스파라거스 113.4g + 상치 113.4g

#86. 당근 226.8g

#87. 당근 170.1g + 파스잎 113.4g + 무113.4g + 미나리 113.4g + 감자 113.4g + 미나리 56.7g

※비트 · 민들레 · 무 · 순무는 뿌리와 잎을 함께 쓴다.

참고 : 당근즙을 만들 때는 잎이 나기 시작하는 둥근 고리 밑 1cm쯤을 잘라 버리고, 또한 당근의 끝을 잘라낸다. 농약 등을 제거하려면, 다량의 찬물로 충분히 씻고 필요하면 딱딱한 솔로 손질한다.

주의 : 의사의 면허증없이 어떤 병이든지 진단을 하고, 처방을 하는 것은 불법으로 되어 있다. 다음에 기술하는 병과 거기에 상응하는 처방은 단지 치료법에 대한 지도서이며, 일반적인 것이다. 민간에서 쓰이고 있는 오랜 체험에서 나온 것이며, 하나의 처방으로 지시해 주는 것은 아니다. 이런 처방은 저자와 동료 덮Dope 박사의 광범위한 연구 결과로 나온 것이다.

※숫자는 처방 번호이며, 굵은 고딕으로 표시한 것은 중요한 것임을 뜻함.

애시도우시스

몸이 중독된 상태이다. 주로 진한 전분질과 설탕 및 고기 등의 편식에서 오는 당연한 결과이다. 치료에 흔히 식용 소다중조를 사용하는데, 이것은 근시안적이고, 이 무기물질은 때가 지남에 따라 뇌 영역에 정착하여 뇌를 손상시킨다.

이때 눈의 홍채紅彩 윗부분에 은회색의 조각달 모양으로 나타난다. 애시도우시스를 치료하는 데는 시금치 항을 참조하라. 애시도우시스의 증세는 불쾌감, 걱정, 분노, 공포, 시기, 좌절감 등으로 일어난다.

우선 이 병을 고치는 데는 평안한 마음을 가지고 휴식을 취하는 것이 매우 필요하다.

〈처방 레시피〉

61. 당근 · 시금치

30. 당근 · 비트 · 오이

좌창여드름

피부를 통해 배설하려는 몸의 불순물에 의해 생기는 증세이다. 이것도 애시도우시스 때문에 생기는 것의 일종이다. 원인을 제거하기 위해서 자연 방법을 하지 않고 바르는 고약이나, 어떤 종류의 약품, X선을 쓰는 것은 무익한 일이다.

〈처방 레시피〉

당근(단독)

55. 당근 · 상치

61. 당근 · 시금치

애드슨병

활성의 유기성 나트륨의 결핍 때문에 생기는데, 일반적으로 몸의 노폐물이 과잉되어 부신을 침범하는 까닭이다. 죽은 가축들의 부신으로 취한 추출물을 주사하여도 고칠 수 없다. 나트륨 함량이 많고, 칼륨이 적은 식품을 엄격하게 섭취하면 대단히 그 효과가 좋다. 양상치는 특히 효과가 크다.

〈처방 레시피〉

3. 비트와 비트잎

6. 셀러리(단독)

74. 당근 · 상치 · 석류

80. 셀러리 · 상치 · 시금치

인후 편도선 비대증

우유와 너무 많은 전분질과 설탕을 섭취한 까닭에 몸에 과잉 상태의 점액과 장 하부에 노폐물이 고여 생기는 병으로 인후 · 편도선, 또는 선과 같은 조직의 염증이나 비대증이다.

〈처방 레시피〉

당근(단독)

61. 당근 · 시금치

알러지

몸에 독소가 생기도록 자극하는 음식물을 섭취했을 때, 몸 속에 고여 있는 다량의 노폐물 때문에 육체적으로 불쾌감과 자극을 주는 것이다. 예컨대 딸기의 알러지는 이 과일이 독소를 일으키게 자극하며, 때로는 두드러기가 생기는 것이다.

〈처방 레시피〉

당근(단독)

61. 당근 · 시금치

30. 당근 · 비트 · 오이

빈혈

통조림 식품이나 전분질, 살균 우유를 마셔서 칼슘이나 다른 원자들이 모두 비활성화된 식품을 오랫동안 먹은 까닭에 혈액 중에 적혈구가 부족해서 일어나는 병이다. 한때는 동물 간장을 추출하여 먹든지 또는 주사로 해서 그 치료에 썼다. 그러나 이런 추출물이 신장을 못 쓰게 하므로 많은 사람들이 브라잇트씨병신장병의 일종에 걸리게 되는 것이 알려졌다.

〈처방 레시피〉

2. 당근 · 셀러리 · 파슬리 · 시금치

28. 당근 · 비트 · 셀러리

30. 당근 · 비트 · 오이

61. 당근 · 시금치

68. 당근 · 회향

협심증

혈액 중의 불순물 때문에 일어나는 심장 변막 또는 심근의 장애병이다. 때로는 장에 고인 가스 압력 때문에 일어나기도 한다.

〈처방 레시피〉

2. 당근 · 셀러리 · 파슬리 · 시금치

30. 당근 · 비트 · 오이

61. 당근 · 시금치

졸도

마비의 발작인데, 혈관 내의 불순물, 예컨대 전분질이 많은 식품을 수십 년 이상 섭취한 무기성 칼슘 같은 것이 원인이 되어 뇌속의 혈압이 올라가는 결과로 생긴다. 또한 장 하부에 대변이 고여, 그 독소를 장이 흡수하는 것도 원인의 하나가 된다. 날마다 관장을 계속하고 적어도 하루에 2쿼터의 야채즙과 엄격히 신선한 날것만 섭취하면 효과를 볼 수 있다.

〈처방 레시피〉

2. 당근 · 셀러리 · 시금치 · 파슬리

28. 당근 · 비트 · 셀러리

39. 당근 · 셀러리 · 상치

61. 당근 · 시금치

62. 당근 · 시금치 · 순무 · 미나리

충양돌기염[맹장염]

대장 안에 노폐물이 너무 많이 고여서 생기는 맹장[충수]의 염증이다. 맹장은 일종의 선인데, 그 분비물은 소화를 맡고 있는 소장에 오면 나쁜 영향을 주지만, 대장 안에서는 지나친 부패나 병적 세균의 작용을 중화하는 힘을 갖고 있다.

불필요한 외과 수술을 피하고 관장만으로도 만족한 결과를 얻을 수 있다. 이때 노폐물이 배설되고 위험과 통증이 해소될 때까지 될 수 있으면 장 세척과 관장을 15~30분 간격으로 행한다. 이와 같은 맹장의 보호작용이 선의 작용을 가지고 있는 자연의 섭리라고 알고 있는 진정한 의사를 찾아서 진찰을 받는 것이 매우 좋다.

〈처방 레시피〉

당근(단독)

2. 당근 · 셀러리 · 파슬리 · 시금치

30. 당근 · 비트 · 오이

동맥 경화증

살아 있는 유기성 칼슘의 부족과 혈관의 탄력성을 없애 버리는 무기성 칼슘이 음식물에 너무 많이 있을 때 일어나는 병이다. 무기성 칼슘이 침착하면 혈관의 탄력 벽을 단단한 굳은 관으로 변화시킨다. 이런 상태를 개선하는 것도, 역시 자연의 힘뿐이다. 그것도 환자의 무조건적인 협력이 있을 때만 효과가 크다.

〈처방 레시피〉

2. 당근 · 셀러리 · 파슬리 · 시금치

28. 당근 · 비트 · 셀러리

61. 당근 · 시금치

80. 셀러리 · 상치 · 시금치

55. 당근 · 상치 · 시금치

관절염

진한 전분질이나 설탕을 많이 섭취한 까닭에 무기성 칼슘이 관절 연골 안에 침착되어 일어나는 병이다.

〈처방 레시피〉

포도(단독)

37. 당근 · 셀러리

30. 당근 · 비트 · 오이

61. 당근 · 시금치

천식증

기관지에 점액이 고여서 생기는 극도의 호흡 곤란 병이다. 점액을 만드는 음식물을 섭취한 벌이라고도 할 수 있는 이 천식증은 자연의 법칙대로 살아가는 환자이면, 괴로움을 피할 수 있다. 비록 한 번 천식이 완쾌한 사람이라도, 다시 흰빵을 많이 먹고 우유를 많이 마시면 곧장 천식병으로 되돌아간다. 실제로 각 종류의 진한 함수탄소물(전분 · 설탕)은 이 적을 초청하여 천식을 재발케 한다. 알러지 시험 · 만능약 · 혈액과 추출 검사 · 환경 조사 등의 방법은 대단히 효과가 있을 것 같지만 병에는 더 나쁘게 작용하는 것과 같다. 천식의 원인은 점액 때문이다.

〈처방 레시피〉

겨자무 · 레몬

37. 당근 · 셀러리

41. 당근 · 셀러리 · 무

61. 당근 · 시금치

난시

시신경계에 살아 있는 유기성 원소가 없는 결과에서 생기는 병인데, 눈의 불완전 상태로부터 오는 시력 기능의 장애이다. 눈에 직접 영향을 주는 기관과 선에 노폐물이 있으면 더 악화된다. 간장 · 담낭 · 췌장 · 갑상선 · 결장 등의 기능이 제대로 원활하지 않으면, 모든 시신경계의 기능 장애를 직접 일으키게 하는 원인이 된다.

〈처방 레시피〉

당근(단독)

30. 당근 · 비트 · 오이

50. 당근 · 셀러리 · 쓴상치 · 파슬리

61. 당근 · 시금치

무좀

백선균의 번식으로 생기는 병인데, 특히 발가락 사이에 많이 생긴다. 그 부분은 체액이 산성인데, 발의 통풍이 잘 되지 않으면 번식한다. 백선균은 매우 이상한 병원체로, 딱딱한 구두 속에서 발이 산성으로 되어 산성 독소의 발산이 방해되는 한, 어디서나 기능한 곳에서 번식한다. 백선균을 구축하는 데는 될 수 있는 한 발을 공기와 접촉하도록 하는 것이 좋다. 샌들형의 신발은 발뿐만 아니라, 몸 전체의 건강에도 좋으므로, 요즘 많이 이용하고 있다. 장마철이나, 눈 오는 날에도 구두나 고무신보다 샌들형의 신발이 좋다.

〈처방 레시피〉

당근(단독)

61. 당근 · 시금치

30. 당근 · 비트 · 오이

등 통증

이 병의 원인에는 여러 가지가 있다. 가장 안전한 것은 자연요법과 척추의 조직을 잘 알고 있는 골증식사나 척추 지압사를 찾아가는 것이 좋다. 요통 때문인지, 변비 때문인지, 가슴뼈나 목뼈의 부탈구 때문인지를 확실히 진단해 보는 것이 필요하다.

〈처방 레시피〉

61. 당근 · 시금치

30. 당근 · 비트 · 오이

2. 당근 · 셀러리 · 파슬리 · 시금치

야뇨증

아이들이 밤에 오줌을 싸는 습관은 생후 1년이나 2년 후에는 저절로 없어지는 것이 보통이다. 그러나 계속 오줌을 싸게 되면, 우선 오후 5시 이후에는 물을 마시지 않도록 하고, 낮에 충분히 마시도록 한다. 밤에 오줌 싸는 시각을 주의하고 다음 저녁은 그 시간보다 10분이나 20분 전에 아이를 깨운다. 아이가 자기 스스로 일어날 수 있을 때까지 이렇게 계속

한다. 삶은 시금치나 대황은 밤에 오줌을 싸게 하는데, 가장 좋은 식품이 될 것이다. 그것은 무기성 옥살산의 결정이 신장을 자극하므로, 신장이 과로하게 되기 때문이다.

〈처방 레시피〉

30. 당근 · 비트 · 오이

담즙병

몸 안에서 지방의 불완전 소화와 발효가 너무 과도하게 일어나는 결과로 생기는 병인데, 간장으로부터 담즙의 분비와 유출의 부조화로 생긴다. 맥주나 그밖의 알코올성 음료는 간장에 변성을 일으키고 소화 기능을 만성적으로 혼란시키는 경향이 있다. 기름에 튀긴 음식이나 기름기가 많은 식품은 담즙병을 일으키는 가장 큰 원인이 된다.

〈처방 레시피〉

30. 당근 · 비트 · 오이

40. 당근 · 셀러리 · 파슬리

61. 당근 · 시금치

방광 장애

소화나 용해가 불완전한 산성 물질의 식품을 먹은 원인으로 몸에 산성이 지나치게 축적되어 생기는 병이다. 항상 고기만 먹게 될 때 생기는 요산 결정과, 삶은 시금치나 대황을 먹을 때와 같이 옥살산 결정이 형성되는 식품을 섭취함으로써 몸에 축적되는 다량의 산이 방광을 자극하기 때문이다.

이와 같은 결정이 생기는 것을 그대로 내버려 두고 계속하여 그와 같은 식사를 하면 새로운 물질종양을 만들게 된다. X선 · 리듐 · 약품 등의 방법으로 이 새 물질을 제거하더라도, 그 원인은 다 처리하지 못한다. 뿐만 아니라, 더 나쁜 상태로 만드는 경우가 많다. 또한 진한 전분질을 너무 많이 섭취하는 것도 그 원인의 하나가 된다. 방광의 염증은 오줌이 정상적으로 나오지 못하게 하여 방광벽을 상하게 한다. 이 상태를 방광염이라 한다.

방광 결석은 방광 안에서 생기기도 하고 또는 신장으로부터 운반되기도 한다. 남자의 방광장애의 대부분의 사례는 전립선前立腺의 장애 때문에 생긴다.

〈처방 레시피〉

61. 당근 · 시금치

30. 당근 · 비트 · 오이

고혈압증

혈관 안에 불순물이 고이기 때문에 일어나는 병이다. 불순물이 혈액 중에 흘러들어오는 길은 의약품이나 다른 형태로 섭취한 약품의 부작용이며, 한편 가열하든지 조리한 음식물, 특히 진한 전분질과 설탕으로 모이는 무기 원자가 혈액 안에 침착하므로 배설기관과 배설 경로에 노폐물이 쌓이는 것 등에 의한다.

고혈압이 가족 중에 자주 일어나는 것은, 어머니의 혈액의 변성 상태를 자식들에게 유전적으로 물려주는 까닭이며, 일반적인 유전성으로 생각하는 것은 잘못된 것이다. 단지 하나의 유전적인 특색은 기족 전원이 습관적으로 좋아하는 식품의 종류와 품질이다. 만일 그 식사가 가열된 음식물과 진한 함수탄소물이 대부분일 때는 영양의 결핍이 가족 전부는 아니라도 대부분에 나타나는 것은 당연한 일이다.

〈처방 레시피〉

2. 당근 · 셀러리 · 파슬리 · 시금치

30. 당근 · 비트 · 오이

61. 당근 · 시금치

저혈압증

가열하고 조리한 음식물을 많이 섭취한 원인으로 생긴다. 생야채즙을 식사 때 마시지 않고, 적혈구의 재생에 유효한 원소를 섭취하지 않으므로 먼저 영양의 결핍으로 일어난다. 또한 적당하고 충분한 휴식을 취하지 않는 것도 중대한 부가적 원인이 된다. 오후 10시 전의 한 시간의 수면, 아침 새벽의 두 시간 이상의 수면은 분명 가치가 있다. 특히 담배를 피우고 술을 마시는 것은 고혈압과 저혈압의 주 원인이 된다.

〈처방 레시피〉

시금치

2. 당근 · 셀러리 · 파슬리 · 시금치

61. 당근 · 시금치

30. 당근 · 비트 · 오이

29. 당근 · 비트 · 야자씨

부스럼

땀선이나 털구멍을 통하여 세균이 감염되는 원인으로 생기는데, 혈액 안에 불순물이 생기고, 이 때문에 화농성의 부스럼이 생긴다. 슬파제나 그밖의 약품은 위험한 부작용을 일으킨다.

부스럼은 피부의 감염이 아니고 다른 배설 경로를 통해서 제거되지 않은 노폐물이 피부로 스며나오는 것이다. 배설 경로가 노폐물의 축적으로 막히거나, 아니면 적당한 영양과 주의 부족으로 변성하여 활동하지 않게 되었든지 어느 한쪽이다. 몸이 배설기관을 통해서 노폐물을 배설시킬 수 없을 때는 몸의 최대의 배설기관에게 도움을 요청하게 된다. 이 계통이 바로 피부와 피부 구멍이다.

〈처방 레시피〉

30. 당근 · 비트 · 오이

55. 당근 · 상치 · 시금치

61. 당근 · 시금치

식중독

보툴리누스균이 가열할 때, 균에서 생기는 가스의 치명적인 독소에 의해 생기는 질환이 식중독병인데, 마치 스컹크라는 동물을 공격할 때, 우리가 알고 있는 것과 같이 악취의 나쁜 액체를 쏘는 것과 비슷한 현상이다. 살균할 때의 가열 부족으로 완전히 이 보툴리누스균이 살균되지 않았을 때, 통조림에서 볼 수 있는 치명적인 독물이다. 또한 소시지 · 고기나 생선의 훈제 등에도 이런 균이 나타난다. 우선 중독이 되면 의사를 찾는 것이 좋다.

신선한 생야채즙은 사람에게 아주 좋은 활성 식품이다.

〈처방 레시피〉

시금치(단독)

66. 시금치 · 자주개자리

뇌종양

혈액 중의 불순물이 뇌혈관에 축적되는 병이다. 뇌 속에 압력이 생겨 대개는 말과 생각이 불완전하게 되고, 때로는 그 종양의 위치에 따라 몸의 운동도 부자유하게 된다. 장 세척, 관장이나 다른 세척 방법을 무시하고 외과 수술을 해도 약 50%는 사망한다.

〈처방 레시피〉

62. 당근 · 시금치 · 순무 · 미나리

61. 당근 · 시금치

30. 당근 · 비트 · 오이

40. 당근 · 셀러리 · 파슬리

기관지염

몸의 점액이 너무 많아 기관지에 염증이 생기는 병이다. 기관지염은 몸에 노폐물이 다량으로 고여 있다는 것을 경고해 주는 자연 수단인데, 이것을 그대로 내버려 두면 발열 상태가 되어 노폐물을 태워 버리게 된다.

우리가 이런 경고를 계속적으로 무시하고 몸을 깨끗이 씻지 않으면, 자연적으로 우리 몸을 세균이나 박테리아로 소제한다. 이 결과 감기 · 인플루엔자, 또는 폐렴과 같은 병이 생기게 되는 것이다.

이와 같은 병에 걸린 환자가 장세척이나 관장이나 해독을 충분히 이행하면, 아주 훌륭하게 회복된다.

〈처방 레시피〉

겨자무 · 레몬

45. 당근 · 민들레

30. 당근 · 비트 · 오이

41. 당근 · 셀러리 · 무

61. 당근 · 시금치

혈액낭염

몸의 관절에 혈액이 말라 버린 원인으로 생기는 병이다. 날마다 아보카도를 먹으면 대단히 좋고 정상 상태로 돌아가는데 큰 도움이 될 것이다.

〈처방 레시피〉

86. 당근 · 무

30. 당근 · 비트 · 오이

61. 당근 · 시금치

암

상피세포가 적당한 유기성 영양의 결핍으로 반가사 상태

로 되고, 진한 전분과 고기를 섭취한 원인으로 증식되어, 집단 또는 둥우리를 만든 상태로 된 것이다. 당근즙 항 참조

〈처방 레시피〉

당근(단독)

61. 당근 · 시금치

백내장

시신경과 안근의 영향 결핍 때문에 일어나며, 눈의 수정체 겉을 덮고 있는 얇은 막이 불투명해지기 때문이다. 안과 수술은 일시적으로는 효과가 있으나 환자가 진정으로 협력한다면, 자연 치료법이 숙련된 안과 의사보다 더 한층 영구적인 효과를 거두리라는 것은 명백한 사실이다.

〈처방 레시피〉

50. 당근 · 파슬리 · 셀러리 · 쓴상치

40. 당근 · 셀러리 · 파슬리

30. 당근 · 비트 · 오이

61. 당근 · 시금치

수두

수두의 바이러스는 점액을 배양기로 하여 번식된다. 특히 우유, 진한 전분질, 설탕 등이 소화될 때, 그 노폐물로부터 발생되는 점액은 바이러스의 좋은 배양기가 된다.

이런 배양기가 없을 때 바이러스는 살지 못한다. 그러나 만일 어린 아기를 우유 · 곡식류 · 빵 · 푸딩일종의 과자으로 기른다

면, 이 바이러스는 이 같은 좋은 환경에서 번식하게 되리라고 생각된다.

만일 수두 바이러스가 점액의 특성을 싫어하면, 무엇인가 다른 바이러스나 세균을 자연스럽게 공급하여 소제를 하지 않으면 안 되는데, 바로 이런 소제를 실행하는 미생물을 따라 '자연 소아병'이 발생하게 되는 것이다. 전분 · 곡식류 · 젖 등은 이 미생물이 가장 즐기는 먹이이다. 한편 고약도 많이 쓰는데, 이것은 독소를 피부 속으로, 때로는 몸 속에 넣어 시간이 다소 경과된 후, 종류가 다른 병으로 다시 나타난다.

홍채진단법은 모든 시험적 방법보다 이 사실을 가장 잘 증명해 주고 있다. 감기에 유효한 치료법이 수두에도 같은 효력이 있기 때문이다.

〈처방 레시피〉

2. 당근 · 셀러리 · 파슬리 · 시금치

61. 당근 · 시금치

30. 당근 · 비트 · 오이

콜레라

이 병에는 해독이 우선 절대적으로 필요하며, 다음엔 전적으로 신선한 야채 · 과일 · 호두 종류의 날것을 섭취하는 것이 좋다.

〈처방 레시피〉

2. 당근 · 파슬리 · 셀러리 · 시금치

30. 당근 · 비트 · 오이

40. 당근 · 셀러리 · 파슬리
61. 당근 · 시금치

간경변증

전분, 특히 정백한 밀가루를 너무 많이 섭취한 원인으로 간장을 과로케 한 것이 직접 원인이며, 간장 조직이 경화되는 병이다.

〈처방 레시피〉

당근(단독)
61. 당근 · 시금치
30. 당근 · 비트 · 오이

감기

카타르와 같은데, 독성이나 끈질긴 특성은 카타르보다 적다. 장세척이나 관장은 감기를 고치는 데 가장 좋은 방법이다. 할 수 있으면 해독법을 3일간 이용하면 놀라울 정도로 효과가 좋다.

감기 예방은 모든 현상 중에 가장 간단하다. 따라서 한 번쯤 점액이나 노폐물을 청소하는 한편, 신선한 야채즙을 다량으로 마시고, 생야채나 과일 같은 점액이 없는 식사로 전환하면 감기의 원인은 제거된다. 왁친, 먹는 약, 병원에서 맞는 피하주사는 그다지 별 효과가 없다.

〈처방 레시피〉

겨자무 · 레몬

30. 당근 · 비트 · 오이
40. 당근 · 셀러리 · 파슬리
60. 당근 · 무
레몬(단독)
61. 당근 · 시금치

대장염

변비 때문에 생기는 것이 있고, 정신적 또는 기질적인 신경 과민증 때문에 소화 과정이 방해를 받아 일어나는 결장의 염증에서 오는 것이 있다.

첫째 원인은 결장의 기능이 적당히 활동하는데, 필요한 활성 있는 유기적 영향이 결핍되는 것이 대부분이다. 조리한 식품은 죽은 원료로 몸의 세포 조직을 양육하여 재생시킬 수가 없다. 찬 버터와 우유는 염증을 일으킨 결장의 조직을 진정시키는데 쓰여 왔지만, 한편 적당히 만든 생식품을 섭취하도록 하는 것도 필요하다. 우유는 어떤 종류이든지 점액을 형성하므로, 급할 때는 사용하더라도 현명하게 사용하지 않으면 안 된다. 가열하여 조리한 식품은 장을 정상 상태로 돌려주기는커녕, 도리어 정반대의 효과를 가지고 있다는 것이 판명되었다. 잘게 빻은 당근이나 다른 야채, 과일이 날것이면 좋고, 또한 신선한 생야채즙도 충분히 복용하면 대단히 그 효과가 좋다. 무기성 광물 기름은 장염에 무효하며, 약물도 몸에 해롭다.

특히 관장이 좋다. 관장을 반대하는 것은 영양과 배설의 생리를 잘 이해하지 못하는 데서 나온 편견이며, 습관성이 된다는 것도 관장에 대한 지식이 부족한 까닭이다.

〈처방 레시피〉

30. 당근 · 비트 · 오이

당근(단독)

61. 당근 · 시금치

결막염

눈 점막의 염증이다.

〈처방 레시피〉

50. 당근 · 파슬리 · 쓴상치 · 셀러리

당근(단독)

59. 당근 · 파슬리

61. 당근 · 시금치

변비증

생명력을 잃은 식품을 과도하게 섭취한 탓으로, 대장과 소장의 신경과 근육의 기능이 조화를 잃고 장의 활동이 둔해진 까닭이다.

〈처방 레시피〉

51. 당근 · 피망

30. 당근 · 비트 · 오이

당근(단독)

61. 당근 · 시금치

기침

우리 몸이 호흡기로부터 점액을 없애려는 과정에서 나오는 것이 기침이다. 기침약은 잠시 기침을 모아 두는 데 도움이 될 뿐이고 일시적인 속임수와 같은 것에 지나지 않는다. 레몬즙을 그대로 또는 묽게 하여 목구멍을 세척하면 기침을 진정시키는데 매우 유효하다.

〈처방 레시피〉

11. 겨자무 · 레몬

61. 당근 · 시금치

30. 당근 · 비트 · 오이

경련

장에서 부적당한 조합의 음식물을 먹은 까닭에 가스가 발생하여 생기는 통증이며, 근육에 요산이 다량으로 축적되기 때문에 일어난다.

〈처방 레시피〉

61. 당근 · 시금치

30. 당근 · 비트 · 오이

방광염

방광의 염증이다.

〈처방 레시피〉

30. 당근 · 비트 · 오이

61. 당근 · 시금치

40. 당근 · 셀러리 · 파슬리
39. 당근 · 셀러리 · 상치

난청

외이도 안에 점액이 고이기 때문에 일어나는 것이 대부분이다. 두개골 내부의 압력이 시청계에 관련되는 신경과 혈관을 압박함으로써 일어나는 때도 가끔 있다. 크라니오파티라고 부르는 두개 조정법이 일반적으로 이 병에 매우 유효하다.

〈처방 레시피〉

11. 겨자무 · 레몬
40. 당근 · 셀러리 · 파슬리
41. 당근 · 셀러리 · 무
61. 당근 · 시금치

당뇨병

음식물 중에 전분과 설탕분이 너무 많아서 췌장이 함수탄소를 대사시킬 수 없기 때문에 생기는 질병이다.

〈처방 레시피〉

2. 당근 · 셀러리 · 파슬리 · 시금치
57. 당근 · 상치 · 제비콩 · 방울양배추
40. 당근 · 셀러리 · 파슬리
84. 당근 · 방울양상치 · 제비콩
55. 당근 · 상치 · 시금치
61. 당근 · 시금치

설사

배의 연동운동이 원활하지 않은 것이 그 원인이다. 각자가 장을 청소하지 않을 때는 우리의 몸이 대신 청소를 해준다.

〈처방 레시피〉

당근(단독)

2. 당근 · 셀러리 · 파슬리 · 시금치

디프테리아

디프테리아균이 후두에 정착하여 번식하기 때문에 생기는 병으로 편도선을 제거한 후 가장 많이 발생한다.

배설이 불충분한 몸의 노폐물이나 전분의 축적 등이 균을 기르는 바탕으로 혈액의 흐름을 방해한다. 정화와 예방의 자연적 수단으로 먼저 자연 청결법을 이용하고, 적절한 유기성 영양을 섭취해야 한다.

일반적으로는 항독소라고 부르는 디프테리아 독소를 몸에 주사하여 청결한 몸을 더럽힌다. 이런 것은 대자연이 세균을 사용하는 목적[몸의 청소]에 대해서 전혀 기본적인 이해를 하지 못해서 그런 것이다.

〈처방 레시피〉

61. 당근 · 시금치

2. 당근 · 셀러리 · 파슬리 · 시금치

40. 당근 · 셀러리 · 파슬리

30. 당근 · 비트 · 오이

47. 당근 · 민들레 · 시금치

현기증

몸에 노폐물이 쌓여서 균형이 깨진 상태로, 해독법은 현기증에 대단히 유효하다.

〈처방 레시피〉

30. 당근 · 비트 · 오이

61. 당근 · 시금치

2. 당근 · 셀러리 · 파슬리 · 시금치

당근(단독)

이질

점액이나 그밖의 노폐물이 축적되어 배의 연동운동이 원활하지 않은 까닭에 일어나는 설사이다. 하루에 2~3쿼터의 신선한 야채즙을 마시고 장세척과 해독이 매우 유효하다.

〈처방 레시피〉

셀러리(단독)

61. 당근 · 시금치

30. 당근 · 비트 · 오이

당근(단독)

소화 장애

소화관에 산이 너무 과다하게 축적된 원인으로 일어나는 소화 불량 증세이다.

〈처방 레시피〉

61. 당근 · 시금치

당근(단독)
2. 당근 · 파슬리 · 셀러리 · 시금치
30. 당근 · 비트 · 오이
시금치(단독)

배뇨 곤란

통증을 가진 배설 불량병이다.

〈처방 레시피〉

30. 당근 · 비트 · 오이
당근(단독)
40. 당근 · 셀러리 · 파슬리
59. 당근 · 파슬리

습진

림프선의 산 과잉에서 일어나는 피부 염증이다. 원래 신장과 장을 통해서 배설되어야 할 노폐물이 피부 구멍을 통하여 배설되는 것이 원인이다.

〈처방 레시피〉

61. 당근 · 시금치
2. 당근 · 셀러리 · 파슬리 · 시금치
30. 당근 · 비트 · 오이

뇌염

신경계에 장애가 생기거나 좋지 않은 건강 상태에서 일어나는 뇌의 염증이다. 2쿼터의 파슬리즙을 날마다 3~4회 마시고, 관장을 반복해 주며, 처방으로 제시한 야채즙을 마시는 것이 유효하다.

〈처방 레시피〉

61. 당근 · 시금치

30. 당근 · 비트 · 오이

40. 당근 · 셀러리 · 파슬리

37. 당근 · 셀러리

유뇨증

오줌을 억제할 수 없는 병인데, 보통은 신장이나 방광 안에 옥살산의 결정이 생기는 것이 주 원인이다.

〈처방 레시피〉

30. 당근 · 비트 · 오이

40. 당근 · 셀러리 · 파슬리

29. 당근 · 비트 · 야자씨

간질

신경계의 과도한 혈독증과 기아 상태에서 오는 신경의 경련이다. 때로는 장의 기생충 때문에 일어나기도 한다.

26세의 젊은 부인이 날마다 장세척을 했는데, 어느 날 남자 주먹만한 기생충 덩어리가 나왔다. 그 후 2~3회의 세척으로 기생충이 완전히 제거되었고, 그녀의 간질은 두 번 다시 재발하지 않았다고 한다.

〈처방 레시피〉
61. 당근 · 시금치
시금치(단독)
2. 당근 · 파슬리 · 셀러리 · 시금치
30. 당근 · 비트 · 오이
40. 당근 · 파슬리 · 셀러리

피로

음식물 중에 활성 있는 원자가 불충분하면 몸세포의 필요한 새 에너지를 공급할 수가 없다. 피로는 질병의 전조 증상의 하나이다. 피로가 축적되면 세포가 파괴되고, 이 때문에 몸 안에 노폐물이 축적된다, 이 노폐물을 제거하지 않으면, 세균에 의해서 대청소를 당하게 된다.

휴식 · 결장의 소제와 야채즙을 많이 마시는 것 등은 원기를 회복하는 가장 좋은 방법이다.

〈처방 레시피〉
당근(단독)
61. 당근 · 시금치
30. 당근 · 비트 · 오이

발열

몸 안의 노폐물을 태우려고 체온이 정상을 넘어서 상승하는 자연 작용인데, 현대 의학에서는 발열이라는 이름으로 부른다.

몸 안에 여분의 노폐물이 없고, 몸세포가 적당한 영양을 받고 있을 때는 발열할 필요를 느끼지 않는다. 해독에 의해 관장으로 발열 증상은 놀랄 정도의 짧은 시간에 해소된다.

〈처방 레시피〉

포도(단독)

레몬(단독)

오렌지(단독)

담석

조리한 지방과 기름에 튀긴 음식물은 담낭의 기능을 못 쓰게 만드는 일반적 원인이다. 담석과 담사膽砂는 무기성 칼슘과 그밖의 무기성 물질이 몸에 동화되지 않기 때문에 담낭에 축적된 것이다. 전분 · 빵 · 곡식류 제품은 무기성 칼슘을 많이 포함하고 있다. 따라서 이 같은 음식물을 많이 섭취하면, 담석과 담사가 생기게 마련이다.

레몬즙에 뜨거운 물을 부어 단 것을 넣지 말고, 하루에 여러 번 3~4주간 마시면 담석을 녹일 수가 있다. 여기에 다른 야채즙을 레몬즙 마시는 기간 이상으로 날마다 마신다. 담낭은 간장의 기능을 정상화시키는데 필요하다.

〈처방 레시피〉

30. 당근 · 비트 · 오이

61. 당근 · 시금치

40. 당근 · 셀러리 · 파슬리

29. 당근 · 비트 · 야자씨

위염

부적절한 음식물을 섭취한 까닭에 몸 안에 여분의 가스가 생기는 원인으로 일어나는 장애이다.

밀가루 · 곡식류 · 설탕 등의 제품은 모두 위염의 바탕이 된다. 알코올은 한층 더 위염을 일으키기 쉽다. 후추를 사용한 뜨거운 조미료 · 겨자 · 초 · 담배 등도 위염의 원인이 된다. 잘게 썰든지 강판에 간 생식품은 끓인 식품보다 더 유익한 것으로 반복할 필요가 없다.

〈처방 레시피〉

61. 당근 · 시금치

30. 당근 · 비트 · 오이

시금치(단독)

갑상선종

식사 중에 유기성 요드가 결핍되어 일어나는 갑상선의 비대증이다. 화학적인 요드나 화학적으로 만든 요드 칼륨을 사용하는 것은 그것이 무기성이기 때문에 몸에는 유해하며 몸의 조직에 침착하여 해를 끼치게 한다.

가장 좋은 유기성 요드는 조리하지 않은 생덜스홍조류의 해초로 파래와 해초 분말에 포함되어 있다.

〈처방 레시피〉

59. 당근 · 파슬리

61. 당근 · 시금치

2. 당근 · 셀러리 · 파슬리 · 시금치약간의 해초 분말이나 파래를 첨가.

임질

혈액이 불순하여 몸 안의 병적 물질이 세균의 배양기가 되어 임질균이 번식하게 된다. 보통은 생식기의 영역에 집중되어 있다. 프랑스의 한 의사는 백단향 기름을 가용성 캡슐에 넣어 사용하여 큰 효과를 보았다고 한다.

〈처방 레시피〉

61. 당근 · 시금치

시금치(단독)

30. 당근 · 비트 · 오이

40. 당근 · 셀러리 · 파슬리

76. 셀러리 · 오이 · 파슬리 · 시금치

59. 당근 · 파슬리

통풍

지방이 많은 음식물을 섭취한 원인으로 일어나는 병인데, 관절의 인대 · 뼈 · 골막의 염증이다. 또한 알코올이나 그밖의 자극물을 다량 섭취하는 것도 원인이 된다. 통풍과 류머티즘은 거의 같다.

〈처방 레시피〉

61. 당근 · 시금치

30. 당근 · 비트 · 오이

29. 당근 · 비트 · 야자씨

40. 당근 · 파슬리 · 셀러리

59. 당근 · 파슬리

요결석

무기성 물질, 주로 빵이나 진한 칼슘으로부터 형성되는데, 신장에 입자상의 분비물이 형성된다.

〈처방 레시피〉

30. 당근 · 비트 · 오이

40. 당근 · 파슬리 · 셀러리

59. 당근 · 파슬리

입냄새

입냄새는 발효나 부패한 음식물의 찌꺼기가 몸 안에 고여 있는 까닭이다. 충치나 조직의 감염도 남아 있는 찌꺼기가 고이는 원인으로 생긴다.

〈처방 레시피〉

61. 당근 · 시금치

두통

몸에 노폐물이 축적되어 생기는 병의 하나이다. 몸을 완전히 소제하고 혈액의 평형을 확립하여 머리의 과로를 해소시켜 주라는 자연의 경고이다.

〈처방 레시피〉

61. 당근 · 시금치

2. 당근 · 셀러리 · 파슬리 · 시금치

30. 당근 · 비트 · 오이

55. 당근 · 시금치 · 상치

심장장애

혈관에 불순물이 고여서 심장에 지나친 물의를 일으키는 증상이다. 심장은 수축할 때마다 6온스170g의 혈액을 내보낸다. 이것은 많은 것 같지 않지만, 정상 상태에서는 24시간마다 약 5천 갤런이나 된다. 그러나 긴장 상태에서는 24시간에 2만 5천 갤런의 혈액을 내보낸다.

심장과 몸의 다른 부분에 대해서 주의를 하지 않으면 심장이 노동만 하게 함으로써, 단기간에 붕괴해 버리기 쉽다. 혈액은 심장을 경유하여 몸 안에서 얻을 수 있는 모든 물질을 운반하고 있다. 이때 빵과 밀가루 · 곡식류 제품 등의 전분 분자는 물에 녹지 않고 혈액을 막아 버리는 경향이 있다.

이런 상태에서는 심장의 펌프 기능에 과도한 무리를 강요하는 것이 되고 따라서 장애가 생기게 된다. 횡근橫筋 결장의 왼쪽 비장만곡부彎曲部 영역에 생긴 가스 압력이 심장 장애의 중대한 원인이 되는 것으로 알려졌다.

〈처방 레시피〉

61. 당근 · 시금치

2. 당근 · 셀러리 · 파슬리 · 시금치

30. 당근 · 비트 · 오이

치질

빵이나 그밖의 전분과 곡식류 제품을 너무 많이 먹은 원인으로 직장 하부의 혈관 맹단盲端에 혈액 섬유소가 굳어지는 것이다. 수술로 치질을 제거하는 것은 결코 유익한 것은 아니다, 치질만 제거해 주어 혈액 중의 노폐물에 주의를 하지 않는 한 원인은 그대로 남아 있어서 다시 재발된다.

〈처방 레시피〉

62. 당근 · 시금치 · 미나리 · 순무

61. 당근 · 시금치

2. 당근 · 셀러리 · 파슬리 · 시금치

호지킨씨병

림프선과 편도선의 종양으로 비장의 장애가 따른다. 식사의 결함, 불균형의 결과이다. X선이나 라듐의 치료도 거의 희망이 없다. 해독법과 적당히 균형 잡힌 생식과 필요한 신선한 야채즙에 의해 만족스런 결과를 얻을 수 있다.

〈처방 레시피〉

61. 당근 · 시금치

27. 당근 · 사과 · 비트

29. 당근 · 비트 · 야자씨

46. 당근 · 민들레 · 상치

성기능 부전

생식 능력이 불충분한 증상이다.

〈처방 레시피〉

시금치(단독)

30. 당근 · 비트 · 오이

27. 당근 · 사과 · 비트

40. 당근 · 셀러리 · 파슬리
31. 당근 · 비트 · 상치
59. 당근 · 파슬리

소화불량

부적절한 식품을 섭취하였을 때 소화가 잘 안 되는 증상이다. 또한 걱정과 공포와 불안과 같은 스트레스와 긴장 속에서 식사를 하면 소화불량이 된다.

〈처방 레시피〉

레몬(단독 : 더운물 한 컵에)
61. 당근 · 시금치
당근(단독)
40. 당근 · 셀러리 · 파슬리
시금치(단독)
30. 당근 · 비트 · 오이

소아마미

척추 회백질염灰白質炎이라고도 한다. 이 병의 원인이 되는 바이러스는 건강한 체내에서는 생존할 수 없다. 그러나 바이러스가 한 번 세력을 확보하면 질병으로 발전한다.

이 질환을 퇴치시키려면 바이러스가 살아갈 수 있는 영양을 끊어 버림으로써, 즉 노폐물을 전부 파괴시켜 몸으로부터 제거시켜 줌으로서 바이러스를 굶겨 죽일 수가 있다.

이 소아마비를 예방하려면 활성 있는 유기성 음식물의 영양을 섭취하는 일이다. 이것은 우리 몸을 정상 상태로 돌려주는 절대로 필요한 일이다. 약품을 쓰는 것과 주사나 다른 방법도 꼭 같지만, 이로써 세포 조직을 양육하여 건강을 회복할 수는 없다. 이 때문에 도리어 병의 경과를 지연시키는 경향이 있다.

소아마비는 다른 원인보다도 살균한 우유 · 전분이나 곡식류 및 청량음료를 섭취하는 것에 많은 원인이 있다.

〈처방 레시피〉

61. 당근 · 시금치

40. 당근 · 셀러리 · 파슬리

32. 당근 · 비트 · 상치

당근(단독)

2. 셀러리 · 파슬리 · 시금치 · 당근

인플루엔자 : 유행성 감기

몸의 노폐물과 음식물의 노폐물이 몸 안에 과잉 상태로 남아 있어서 병균이 자랄 수 있는 바탕이 되기 때문에 생기는 병이다. 주로 기도氣道를 침범하는데, 발열이 나타나며 몸이 쇠약해진다.

〈처방 레시피〉

61. 당근 · 시금치

11. 겨자무 · 레몬

2. 당근 · 셀러리 · 파슬리 · 시금치

30. 당근 · 비트 · 오이

41. 당근 · 셀러리 · 무
55. 당근 · 상치 · 시금치

정신 이상

몸 안의 독소가 많고 유기성 영양이 불충분할 때 생기는 정신 신경계의 부조화 상태이다. 이보다 더 흔하게 나타나는 이유는 공포감과 불안 등으로부터 생기는 정신적인 압력 때문이다.

〈처방 레시피〉
61. 당근 · 시금치
37. 당근 · 셀러리
30. 당근 · 비트 · 오이
당근(단독)
시금치(단독)
당근 · 셀러리 · 파슬리 · 시금치
40. 당근 · 셀러리 · 파슬리
59. 당근 · 파슬리

불면증

신경의 긴장, 또는 몸이 다량의 산성으로 된 까닭에 잠을 못 이루는 병이다.

〈처방 레시피〉
61. 당근 · 시금치
37. 당근 · 셀러리

30. 당근 · 비트 · 오이
포도(단독)

가려움증

피부의 구멍을 통하여 몸 밖으로 나가려는 세균에 의해 생기는 불쾌한 상태이다. 작은 고름집을 만들 수도 있고, 가려움을 일으킬 수도 있다.

〈처방 레시피〉

61. 당근 · 시금치
30. 당근 · 비트 · 오이
시금치(단독)
당근(단독)

황달

과로에 지친 간장이 림프액으로 분비된 담즙을 피부 구멍으로부터 배설하려고 하기 때문에 일어나는 증세이다.

〈처방 레시피〉

61. 당근 · 시금치
29. 당근 · 비트 · 야자씨
30. 당근 · 비트 · 오이
40. 당근 · 셀러리 · 파슬리
당근(단독)

신장 장애 : 요산 과다

노폐물의 배설이 불충분하기 때문에 일어난다.

〈처방 레시피〉

29. 당근 · 비트 · 야자씨

30. 당근 · 비트 · 오이

59. 당근 · 파슬리

61. 당근 · 시금치

40. 당근 · 셀러리 · 파슬리

후두염

기관지에 일어나는 일종의 후두 염증이다.

〈처방 레시피〉

61. 당근 · 시금치

당근(단독)

30. 당근 · 비트 · 오이

15. 시금치(단독)

백혈병

음식물에 유기성 분자가 불충분한 결과 이에 백혈구가 갑자기 증가하여 적혈구가 붕괴되는 상태에 놓이게 될 때 발병하는 병이다.

대개 조리한 음식물이나 전분 · 설탕 · 고기를 너무 많이 섭취하는 반면에 신선한 야채즙 · 생야채 · 과일 등이 부족할 때 생긴다.

〈처방 레시피〉

당근(단독)

26. 당근 · 비트

48. 당근 · 민들레 · 무

58. 당근 · 상치 · 순무

대하증

여자의 생식기난소와 통과기관난관 · 자궁 · 질에 많은 점액이 형성되든지 또는 축적됨으로써 생기는 질환이다.

〈처방 레시피〉

61. 당근 · 시금치

11. 겨자무 · 레몬

30. 당근 · 비트 · 오이

2. 당근 · 셀러리 · 파슬리 · 시금치

40. 당근 · 파슬리 · 셀러리

41. 당근 · 셀러리 · 무

간 장애

진한 전분이나 설탕 · 지방 · 고기 등을 많이 섭취한 원인으로 생긴다. 맥주 · 술 · 양주도 주된 원인이다.

〈처방 레시피〉

30. 당근 · 비트 · 오이

61. 당근 · 시금치

1. 당근(단독)

#29. 당근 · 비트 · 야자씨

유양돌기염

귀 뒷부분에 있는 두개頭蓋의 유양돌기에 점액이 쌓여 염증이 생기는 병이다. 유양돌기염을 유발시키는 가장 큰 요인은 다량의 우유, 특히 살균한 것, 흰 빵 · 곡식류 · 과자 그밖의 밀가루 제조품을 어린 아이에게 많이 먹이는 결과이다. 유양돌기염을 예방하는 가장 좋은 방법은 이런 음식물을 멀리하는 것은 더 말할 필요가 없다.

〈처방 레시피〉

#61. 당근 · 시금치

#32. 당근 · 비트 · 상치

#2. 당근 · 파슬리 · 셀러리 · 시금치

홍역

피부를 통하여 몸 밖으로 나오는 세균이나 박테리아에 의해 전염된 병이다. 특히 어린이들이 몸을 대청소하는 자연의 방법 중의 하나이다. 전염율이 높다.

〈처방 레시피〉

#61. 당근 · 시금치

#6. 셀러리(단독)

#30. 당근 · 비트 · 오이

#1. 당근(단독)

#47. 당근 · 민들레 · 시금치

우울증

몸의 중독 상태와 신경계의 영양 불량이 원인으로 이유 불명의 사고력을 잃어버리는 증상이다. 조울증과 관계가 깊다.

〈처방 레시피〉

7. 오이(단독)

2. 당근 · 셀러리 · 파슬리 · 시금치

30. 당근 · 비트 · 오이

37. 당근 · 셀러리

61. 당근 · 시금치

뇌막염

뇌막염균은 몸의 노폐물로 번식한다. 따라서 건강하면 병원체는 영양 부족으로 죽거나 몸을 해치지 않고 몸 밖으로 이탈하여 증상을 완화시키기도 한다.

〈처방 레시피〉

30. 당근 · 비트 · 오이

2. 당근 · 셀러리 · 파슬리 · 시금치

61. 당근 · 시금치

갱년기

혈액이나 몸의 어느 부분을 재생할 수 없는 음식물을 반평생40~50년 먹고 살아온데 대한 여성이 감당해야 할 숙명이라고 할 수 있다.

〈처방 레시피〉

#32. 당근 · 비트 · 상치
#30. 당근 · 비트 · 오이
#2. 당근 · 파슬리 · 셀러리 · 시금치
#61. 당근 · 시금치
#73. 당근 · 비트 · 석류

편두통

신경 중추가 불순한 혈액과 부적절한 영향을 받으면 머리의 한쪽만 강한 아픔을 가져온다.

〈처방 레시피〉
#2. 당근 · 셀러리 · 파슬리 · 시금치
#30. 당근 · 비트 · 오이
#15. 시금치(단독)
#47. 당근 · 민들레 · 시금치
#37. 당근 · 셀러리
#61. 당근 · 시금치

다발성 경화증

신경계와 뇌척추 세포의 기아로 일어나는 신경계의 변성 상태이다. 환자가 빵이나 곡식류, 그밖의 전분 식품을 먹고 있는 한 결코 좋아지지 않는다. 이런 전분과 육류를 피하여 생과일과 야채를 섭취하고 날마다 신선한 생야채즙을 식사 전에 1컵씩 마시고 가끔 장세척을 하면 회복된다.

이 병에서 가장 위험한 것은, 이와 같은 시행법을 처음부터 끝까지 계속하지 않으면 이차적인 다른 병을 병발시킨다.

〈처방 레시피〉

1. 당근(단독)

40. 당근 · 셀러리 · 파슬리

59. 당근 · 파슬리

2. 당근 · 셀러리 · 파슬리 · 시금치

61. 당근 · 시금치

신경통

영양 상태가 부적절하여 신경의 영역에 일어나는 강한 통증이다.

〈처방 레시피〉

37. 당근 · 셀러리

30. 당근 · 비트 · 오이

40. 당근 · 파슬리 · 셀러리

61. 당근 · 시금치

신경쇠약

유기성 영양이 부족하거나 긴장 · 걱정 · 불안, 심신의 피로와 과로에 의한 신경계의 기능적인 억압 현상이다.

〈처방 레시피〉

37. 당근 · 셀러리

2. 당근 · 셀러리 · 파슬리 · 시금치

30. 당근 · 비트 · 오이

61. 당근 · 시금치
40. 당근 · 파슬리 · 셀러리

음란증

조미료 · 알코올 · 담배 또는 식품의 조합이 부적당한 결과 여성에서 볼 수 있는 변태적인 성욕이다. 때로는 여성의 생식기의 기능 장애와 기질적인 이상성에도 원인이 되는데, 이것은 쉽게 고칠 수가 있다.

〈처방 레시피〉

2. 당근 · 셀러리 · 파슬리 · 시금치
30. 당근 · 비트 · 오이
29. 당근 · 비트 · 야자씨
40. 당근 · 셀러리 · 파슬리
61. 당근 · 시금치

비만증

부적당하게 조합된 식품과 전분, 설탕을 너무 많이 섭취한 원인으로 지방 조직이 과잉 상태로 된 것이다. 때로는 선의 장애에서 올 수도 있다. 한 예로 비만인 사람이 전분과 지방분, 그리고 맥주를 포함한 알코올 · 음료를 끊은 지 1년 후, 그의 몸은 40파운드, 배는 12인치 가량 줄었다.

〈처방 레시피〉

30. 당근 · 비트 · 오이
15. 시금치(단독)

34. 당근 · 양배추
61. 당근 · 시금치

고환염

병적 물질이 몸 안에 다량 축적되어 생기는 질환으로 때로는 성 기능을 너무 남용하여 일어나는 고환의 염증이다.

〈처방 레시피〉

30. 당근 · 비트 · 오이
40. 당근 · 파슬리 · 셀러리
61. 당근 · 시금치

골수염

뼈의 구조가 파괴되는 것으로 고름이 스며 나온다. 뼈는 몸의 다른 부분과 같이 활성 있는 유기성 원소를 필요로 하는데, 이것이 부족하면 세포는 기아 상태에 놓이고, 노폐물이 축적되어 뼈의 구조는 붕괴할 수밖에 없다.

〈처방 레시피〉

48. 당근 · 민들레
30. 당근 · 비트 · 오이
43. 당근 · 셀러리 · 순무
61. 당근 · 시금치

마비

신경중추의 기아로써 수의근隨意筋과 불수근의 억제 또는 협조시킬 수 있는 힘을 잃어버린 상태를 말한다.

〈처방 레시피〉

30. 당근 · 비트 · 오이

40. 당근 · 셀러리 · 파슬리

61. 당근 · 시금치

늑막염

늑막에 염증이 생기는 질환인데, 병적 물질이 몸 밖으로 배설이 잘 안 될 때 발병한다. 발열과 호흡할 때 통증을 느끼는 것이 보통이다.

〈처방 레시피〉

30. 당근 · 비트 · 오이

40. 당근 · 셀러리 · 파슬리

61. 당근 · 시금치

폐렴

폐조직의 염증인데, 우유나 진한 전분과 설탕을 많이 섭취한 원인으로 몸 안에 점액과 병적 물질이 이상적으로 많이 생기기 때문이다.

〈처방 레시피〉

11. 겨자무 · 레몬

30. 당근 · 비트 · 오이

41. 당근 · 셀러리 · 무

61. 당근 · 시금치

임신

아기의 일생에서 가장 중요한 시기이다. 흡연이나 우유특히 살균 우유, 알코올 음료, 청량 음료, 진한 전분 · 곡식류 · 설탕을 많이 섭취하면 아기에게 광물질 부족을 가져오게 한다.

다량의 신선한 생야채즙을 섭취하면 임산부뿐만 아니라 애기까지 명랑하고 건강하게 해준다.

〈처방 레시피〉

2. 당근 · 파슬리 · 셀러리 · 시금치

30. 당근 · 비트 · 오이

32. 당근 · 비트 · 상치 · 순무

48. 당근 · 민들레 · 무

53. 당근 · 상치 · 자주개자리

탈수

어떤 기관이 정상적인 위치로부터 탈락하는 증세인데, 식사가 부적절한 결과 신경과 근계의 긴장을 잃어버리게 되는 까닭에 일어난다.

〈처방 레시피〉

2. 당근 · 파슬리 · 셀러리 · 시금치

30. 당근 · 비트 · 오이

40. 당근 · 셀러리 · 파슬리

전립선 장애

장기간에 걸쳐 지나친 성생활을 하였거나 식사 중에 활력 있는 유기성 영양이 결핍된 결과로 일어나는 현상이다.

〈처방 레시피〉

30. 당근 · 비트 · 오이

40. 당근 · 아스파라거스 · 상치

마른 버짐

몸 안의 병적 물질과 몸의 노폐물을 섭취하고 번식하는 병원체의 집단, 또는 그 무리가 피부를 통하여 몸 밖으로 나가려고 하기 때문에 자극을 일으키는 상태이다.

〈처방 레시피〉

30. 당근 · 비트 · 오이

2. 당근 · 파슬리 · 셀러리 · 시금치

61. 당근 · 시금치

신우염

신우나 또는 신장의 범위 내에서의 염증인데, 보통은 몸 안에 요산이 다량 축적됨으로써 생긴다.

〈처방 레시피〉

29. 당근 · 비트 · 야자씨

28. 당근 · 비트 · 셀러리

30. 당근 · 비트 · 오이

61. 당근 · 시금치

40. 당근 · 셀러리 · 파슬리

농루

잇몸의 염증과 이가 흔들거리는 것인데, 식사 중에 활성 있는 유기성 식품이 부족한 것이 주 원인이다.

〈처방 레시피〉

2. 당근 · 셀러리 · 파슬리 · 시금치

30. 당근 · 비트 · 오이

61. 당근 · 시금치

탄산증

가슴이 타는 것 같은 느낌이 있는 증상인데, 음식물의 부적당한 발효, 부패 때문에 과도한 요산이나, 그밖의 병적 물질이 몸에 생기는 것이 원인이 된다.

〈처방 레시피〉

30. 당근 · 비트 · 오이

29. 당근 · 비트 · 야자씨

40. 당근 · 파슬리 · 셀러리

61. 당근 · 시금치

인후염

몸에 축적된 노폐물과 음식물의 찌꺼기가 남아 있는 까닭에 일어나는 인후의 염증이다. 농양이 생기는 것은, 편도선 영역에 노폐물이 집중화되는 까닭이다. 해독이 가장 좋다.

〈처방 레시피〉

2. 당근 · 파슬리 · 셀러리 · 시금치

61. 당근 · 시금치
30. 당근 · 비트 · 오이

구루병

유기성 칼슘이나 그밖의 원소가 부족한 까닭에 뼈의 변형, 연화, 또는 뼈가 굽어지는 현상이다

〈처방 레시피〉

61. 당근 · 시금치
48. 당근 · 민들레 · 무
37. 당근 · 셀러리
30. 당근 · 비트 · 오이
46. 당근 · 민들레 · 상치

류머티즘

고기나 가공한 고기 제품이 몸에서 소화되면, 몸에 다량의 요산이 축적되게 마련이다. 이 요산이 몸의 근육에 흡수되어 결정이 생긴다. 이 같은 예리한 요산 결정은 류머티즘의 원인이 된다.

〈처방 레시피〉

30. 당근 · 비트 · 오이
61. 당근 · 시금치

비염

코 점막의 염증이다. 주로 부비강에 다량의 점액이 축적되

는 것이 그 원인이다.

〈처방 레시피〉

30. 당근 · 비트 · 오이

47. 당근 · 민들레 · 시금치

61. 당근 · 시금치

68. 당근 · 회양

66. 시금치 · 자주개자리

성홍열

가열한 식품을 많이 먹어 몸 안에 노폐물이 축적되는 것에 대항하는 몸의 저항 증세이다.

〈처방 레시피〉

30. 당근 · 비트 · 오이

47. 당근 · 민들레 · 시금치

61. 당근 · 시금치

68. 당근 · 회양

66. 시금치 · 자주개자리

좌골신경통

보통은 몸에 다량의 요산이 생긴 까닭에 일어나는데, 좌골 신경이나 그 주변에 일어나는 통증이다.

〈처방 레시피〉

28. 당근 · 비트 · 셀러리

29. 당근 · 비트 · 야자씨

#30. 당근 · 비트 · 오이
#61. 당근 · 시금치
#40. 당근 · 셀러리 · 파슬리
#59. 당근 · 파슬리

연주창

식사 중에 무기성 물질로 인해서 선에 고름이 생기는 증상이다.

〈처방 레시피〉

#28. 당근 · 비트
#61. 당근 · 시금치
#40. 당근 · 셀러리 · 파슬리
#30. 당근 · 비트 · 오이

괴혈병

유기성 영양이 부족하여 식사의 균형이 잡혀지지 않은 원인으로 생긴다.

〈처방 레시피〉

#2. 당근 · 셀러리 · 파슬리 · 시금치
#61. 당근 · 시금치
#15. 시금치
#30. 당근 · 비트 · 오이
#29. 당근 · 비트 · 야자씨

천연두

몸 안에 부패한 노폐물이 많아지면, 천연두의 바이러스성 병원체의 체내 번식이 일어난다. 이런 상태의 환자에게 천연두의 왁친은 아무런 효과가 없다. 그러나 유기성 식품과 생야채즙을 풍부하게 적당히 섭취하면 천연두에 걸릴 일이 거의 없다.

〈처방 레시피〉

2. 당근 · 파슬리 · 셀러리 · 시금치

61. 당근 · 시금치

30. 당근 · 비트 · 오이

불임증

생체 기능의 부조화로 일어나는 증세이다. 수년 동안 식사 중에 활성 있는 유기성 원자를 제대로 섭취하지 못한 결과로 몸의 노폐물이 축적되어 발병된 것이다.

〈처방 레시피〉

2. 당근 · 시금치 · 셀러리 · 파슬리

30. 당근 · 비트 · 오이

40. 당근 · 셀러리 · 파슬리

48. 당근 · 민들레 · 무

매독

스피로헤타 팔리다균이 적당한 노폐물과 함께 몸에 있을 때, 이 병균이 번식한다. 노폐물이란. 전분과 고기 제품, 살균한 우유 같은 것을 다량으로 섭취한 원인으로 생긴다.

〈처방 레시피〉

66. 시금치 · 자주개자리

62. 당근 · 시금치 · 순무 · 미나리

51. 당근 · 피망

46. 당근 · 민들레 · 상치

혈전증

빵 · 곡식류, 그밖의 전분 분자가 혈액과 응고하여 혈관이 폐쇄되는 현상이다.

〈처방 레시피〉

2. 당근 · 시금치 · 파슬리 · 셀러리

62. 당근 · 미나리 · 시금치 · 순무

61. 당근 · 시금치

30. 당근 · 비트 · 오이

편도선염

편도선이 과로하여 염증을 일으킨 증상인데, 편도선은 자기 방어의 제일선에 있고, 그 기능은 몸에 노폐물이 너무 급속도로 축적될 때, 병원체라는 큰 적이 몸에 침입한 것을 막아 주는 것이다.

편도선을 수술하는 것은 고환을 수술한 것과 같다. 또한 성격도 달라진다. 특히 여성은 쌀쌀한 성격으로 변한다.

〈처방 레시피〉

61. 당근 · 시금치
30. 당근 · 비트 · 오이
2. 당근 · 파슬리 · 셀러리 · 시금치

결핵

체내에 다량의 점액이 있는 까닭에 결핵균의 번식이 왕성하여 나타난 결과이다. 결핵균은 근접 조직을 파괴시키는 성질이 있다.

우유는 식품 중에 점액을 가장 많이 만드는 식품인데, 특히 살균 우유는 결핵을 발생시키는 가장 큰 원인이 된다.

〈처방 레시피〉

2. 당근 · 셀러리 · 파슬리 · 시금치
45. 당근 · 민들레
30. 당근 · 비트 · 오이
41. 당근 · 셀러리 · 무
61. 당근 · 시금치

종양

뇌에서의 뇌종양, 뼈에서의 골종양, 간에서의 간장 종양, 자궁에서의 자궁 종양, 이런 종양은 충분한 유기성 원소가 결핍된 까닭에 생긴다. 불쾌감 · 분노 · 좌절감 등과 같은 파괴적이고 부정적인 마음 상태가 이런 병을 가져 오게 하는 중요한 원인이 된다.

〈처방 레시피〉

30. 당근 · 비트 · 오이
40. 당근 · 셀러리 · 파슬리
62. 당근 · 시금치 · 순무 · 미나리
61. 당근 · 시금치

장티푸스

몸에 일정한 유기성 원소가 결핍되어 생기는 병인데, 몸 안에서 균의 번식이 일어나게 하며, 한편 균은 장간막성 발열을 수반한다.

〈처방 레시피〉

30. 당근 · 비트 · 오이
28. 당근 · 비트 · 셀러리
61. 당근 · 시금치

괴양

발효와 부패가 반복되는 부적절한 조합의 식사를 한 결과 생기는 결핍증이다. 또는 지나친 근심 걱정과 다른 음성적인 요인도 그 원인이 된다. '암과 종양' 항 참고

〈처방 레시피〉

30. 당근 · 비트 · 오이
5. 양배추(단독)
37. 당근 · 셀러리
61. 당근 · 시금치

파상열

노폐물을 분해시키는 데 작용하는 병원체는 화부火夫와 같은 역할을 하는데, 간격을 두고 체온을 높이기도 하고, 때로는 계속적으로 높이기도 한다. 노폐물이 다 타고 없어지면 발열도 멈춘다. 주로 살균한 우유를 매개로 번식한다.

〈처방 레시피〉

30. 당근 · 비트 · 오이

20. 사과(단독)

61. 당근 · 시금치

요독증

요소나 그밖에 오줌으로 배설될 독성 성분이 혈액 중에 남아 있는 현상이다.

〈처방 레시피〉

30. 당근 · 비트 · 오이

61. 당근 · 시금치

29. 당근 · 비트 · 야자씨

40. 당근 · 셀러리 · 파슬리

59. 당근 · 파슬리

두드러기

몸의 산성이 과잉 상태로 된 것인데, 피부를 통하여 배설함으로써 정상 상태로 되돌리려는 현상이다.

〈처방 레시피〉

61. 당근 · 시금치
2. 당근 · 파슬리 · 셀러리 · 시금치
30. 당근 · 비트 · 오이 · 시금치

정맥류

음식물에 너무 많은 진한 전분과 설탕 성분 때문에 생기는데, 정맥의 벽에 석회질이 축적되는 현상이다.

〈처방 레시피〉

61. 당근 · 시금치
2. 당근 · 파슬리 · 셀러리 · 시금치
30. 당근 · 비트 · 오이
62. 당근 · 시금치 · 순무 · 미나리

6

질병으로 알아보는 야채즙 건강법

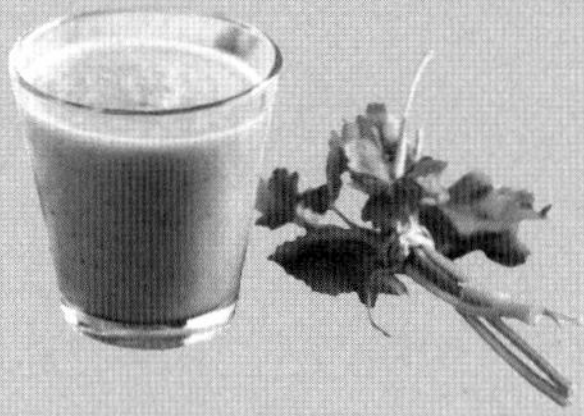

물음 : 야채즙은 껍질째 사용해야 하는가. 그리고 농약이 묻어 있으면 안 되는가.

답 : 물론 껍질째 사용해야 한다. 껍질 부분에 중요한 요소가 많이 들어 있기 때문이다. 흙이나 농약은 잘 씻으면 된다. 농약 때문에 신경이 쓰인다면 무공해 야채를 사용하면 좋을 것이다. 토양에는 엄청난 힘이 있으므로 무공해 야채를 쓰는 것이 좋지만 억지로 구할 필요는 없다. 일반 식품점에서 파는 야채라도 충분한 효과를 얻을 수 있다.

물음 : 야채즙 조리법에는 무 1/4개, 당근 1/2개처럼 분량이 막연하게 표시되어 있다. 무에는 크고 작은 것이 있기 마련인데, 정확한 분량은 어떤 것인가.

답 : 야채의 크기는 표준적인 것을 고르면 된다. 그리고 물의 양은 야채 양의 3배를 넣으면 된다. 너무 작은 무를 1/4이나 1/2로 하여 야채 끼리의 균형이 깨지면 곤란하지만, 이 점에 대해서는 지나치게 신경 쓰지 않아도 된다.

물음 : 무청은 잎이 작고 줄기만 있는 것도 있는데, 이런 것을 재료로 사용해도 되는가

답 : 무의 줄기가 대처럼 보이지만, 그것도 잎이다. 지상으로 나와 있는 것은 전부 잎이기 때문에 사용해도 된다.

물음 : 무청을 구하기가 어려운데, 다른 근채류의 잎을 대신 사용해도 되는가.

답 : 반드시 무청이어야 한다. 다른 근채류의 잎은 당질이 많으므로 결코 대용으로 사용할 수 없다. 야채즙을 만드는 데는 반드시 제대로 지켜야 한다. 여기에 다른 종류의 야채를 넣으면 청산青酸 : 독소이 발생하는 경우도 있다. 그 정도로 무청은 강력한 작용을 하므로 조금만 잘못해도 오히려 해롭다. 최근에는 무공해 유기농 야채를 판매하는 곳이 많이 늘었으므로, 그런 곳을 찾아가면 어려움 없이 무청을 구입할 수 있을 것이다. 그리고 무청은 많이 날 때 구입하여 잘 건조시켜 보존해 두면 좋을 것이다.

물음 : 야채를 썰 때의 크기는 어느 정도가 좋은가.

답 : 약간 크게 썰도록 한다. 작게 썬다고 해서 양이 더 많이 나오는 것은 아니다. 재료를 두세 개 정도 크기로 자르면 적당하다. 이것은 여러 차례 실험을 통해 고안해 낸 방법이다.

물음 : 야채즙을 만들고 남은 찌꺼기 야채를 먹어도 되는가.

답 : 먹어도 된다. 야채즙을 만들고 난 야채는 된장국이나 다른 국에 넣어서 먹으면 좋다.

물음 : 야채즙은 복용하는 것 외에 달리 사용할 방법은 없는가

답 : 화분의 식물이나 정원수가 시들었을 때 야채즙을 조금 뿌려 주면 금세 싱싱해진다. 한편 병든 애완동물에게 야채즙을 먹이면 곧 기운을 되찾게 된다.

물음 : 야채즙을 만들 때 사용하는 그릇은 반드시 알루미늄이나 유리 제품이어야 하는가.

답 : 그렇다. 양은냄비나 토기냄비를 사용하면 야채즙이 묽어져서 성분이 변하게 된다. 또한 법랑으로 된 냄비나 기타 가공한 냄비라면 거기에 묻은 약품이 녹아 나오게 된다. 그리고 야채즙은 반드시 유리병에 보관해야 한다. 야채즙이라고 소홀히 생각해서는 안 된다. 야채즙은 그 정도로 강력한 성분을 가지고 있다.

물음 : 야채즙을 냉동 보관해도 되는가.

답 : 그릇 뚜껑은 반드시 덮어야 하며 야채즙 보관은 냉장이 원칙이나 냉동해도 무방하다.

물음 : 통풍인 사람이 야채즙을 복용해도 괜찮은가.

답 : 통풍을 앓고 있는 사람이 복용해도 된다. 다만 야채즙을 복용하고 있을 때에 통풍 발작을 일으키면 야채즙을 중단하고 2주일 정도 병원 처방약을 복용하도록 한다. 그리고 2주일 후에 약을 끊고 다시 야채즙을 복용하면 통풍을 걱정하지 않아도 될 것이다.

물음 : 야채즙을 복용할 때는 술이나 담배 · 커피 등은 멀리하는 것이 좋은가.

답 : 나는 야채즙을 복용하고 있는 사람이라면 술이나 담배 · 커피 · 홍차 모두를 제한할 필요가 없다고 생각한다. 폐암인

경우에도 담배를 피워도 무방하다고 말하고 싶다. 그러므로 그러한 점은 걱정할 필요가 없다. 그리고 야채즙을 복용하면 술을 아무리 마셔도 취하지 않고, 내장이 튼튼해져서 다음날에 숙취가 생기지 않는다. 숙취가 없으므로 그만큼 내장이 젊어져 있다. 그러나 담배를 피우거나 술을 마시는 것보다는 안 피우고 안 마시는 것이 더욱 좋을 것이다. 야채즙을 복용하면 여러 가지로 몸의 컨디션이 좋아진다. 우선 통증이 있는 사람은 금세 통증이 완화된다. 야채즙을 섭취한 사람은 체세포가 날마다 새롭게 바뀌어서 재생을 거듭한다. 그래서 병든 세포가 점점 소멸하게 되므로 통증이 점차 완화된다. 그리고 뼈가 튼튼해진다. 1년간 날마다 0.6ℓ 이상의 야채즙을 복용하면 몸 위에 자동차를 올려놓아도 뼈가 부러지지 않은 사례가 있다. 그리고 접촉 사고가 나도 차창이 깨지는 일이 있어도 부딪힌 사람의 뼈에는 금이 가지 않는다. 이것은 모두 실험을 통해 확인한 사실이다. 야채즙을 복용하는 사람의 뼈는 피아노 건반처럼 튼튼하기 때문에 약간 두들겨 맞아도 부러지는 일은 없다. 이와 같이 야채즙을 꾸준히 복용하면 신체가 튼튼해진다.

물음 : 신장이 좋지 않은 사람은 개다래와 감초를 달인 물을 얼마 동안 복용해야 하는가.

답 : 투석해야 할 정도로 몹시 악화되어 있을 경우 20~40일 정도만 복용하면 신장의 기능이 회복된다. 이 동안에 야채즙은 아침과 저녁에 180cc 정도를 복용하면 된다. 혈압 약을 복

용하고 있는 사람은 최고혈압보다도 최저혈압에 주의해야 한다. 혈압이 90mmHa를 넘었을 경우에는 소변에 단백질이 배설되지 않더라도 신장에 이상이 있다는 것이다. 이는 신장의 기능이 떨어져 있기 때문이며, 최근에 이런 사람이 늘어나고 있는 추세이다. 개다래와 감초를 먹으면 대개 1개월 이내에 혈압이 정상으로 내려가게 된다. 특히 청량음료 같은 음료수를 많이 마신다면 신장의 기능이 점점 나빠진다는 것을 알아야 한다. 또한 최근에는 캔에 들어 있는 우롱차를 마시는 사람이 많은 것 같다. 우롱차는 180여 종이 있으며, 그 중에서 15~18 종류를 넣고 60℃ 정도의 물로 차를 우려 낸 것이 대부분이다. 그러나 캔에 들어 있는 것은 우롱차라고 할 수 없다. 오히려 그 안에 들어 있는 타닌 성분이 문제가 된다. 예부터 하루가 지난 차는 마시지 말라고 했는데, 그것은 타닌 성분이 증가하기 때문이다. 타닌이란 맹독성이다. 이것은 근육 조직과 뼈 조직을 변형시키는 매우 무서운 물질이다. 우롱차를 마시면 다이어트에 효과가 있지만, 타닌의 독성도 들어 있기 때문에 각별히 주의해야 한다.

물음 : 소금을 섭취할 때는 꼭 천연소금이 좋은가.

답 : 천연소금이라고 해도 소금을 많이 섭취하는 것은 몸에 좋지 않다. 염분을 좀 더 섭취하고 싶다면 미역이나 파래 · 다시마 등 해조류를 이용하면 좋다. 해조류는 섬유소 중에서 가장 굵기 때문에 염분을 잘 흡수하여 모두 배출해 줌으로 효과를 얻을 수 있다.

물음 : 혈액 순환을 촉진시키는 초음파 치료기가 있는데, 이것을 사용해도 좋은가.

답 : 절대로 안 된다. 혈액 순환을 원활하게 하려면 걷는 편이 좋다. 운동하지 않고 몸을 건강하게 만든다는 것은 어리석기 짝이 없는 생각이다. 혈압이 오르거나 당뇨병에 걸릴 수도 있으므로 절대로 안 된다. 또한 뇌도 망가져 버린다. 그런 것을 사용하고 있는 사람의 몸은 이미 굳어져 있다. 그러므로 절대로 전기를 쏘인다든지, 자기를 쏘인다든가, 초음파 같은 것을 쏘이는 것은 금해야 한다. 걷는 게 가장 좋다. 반드시 실천해 보기 바란다.

물음 : 알칼리 이온수를 이용하면 효과가 있는가.

답 : 사람들은 외국에서 휴가를 보내는 경우가 많은데, 환경이 바뀐 탓인지 설사 환자들이 속출하고 있다. 그것은 수돗물이 정화되어 여행자들이 면역력을 상실했기 때문이다. 그래서 다른 나라에서 음료수를 마시거나 조금 다른 음식을 먹으면 몸에 저항력이 없기 때문에 설사가 난다. 그럴 경우 사전에 준비했다면 매실 짱아찌를 먹으면 좋은 효과를 볼 수 있다. 그러므로 신체의 면역력을 떨어뜨리는 이온수를 돈 주고 사서 마실 필요는 없다. 정말로 깨끗한 물을 마시고 싶으면 수돗물을 하룻밤 받아 두었다가 마시면 된다. 그것이 싫으면 거기에 야채즙을 한 방울만 떨어뜨려 준다. 그러면 소독약 냄새가 사라질 것이다. 만약 1톤의 물이라면 야채즙 한 그릇만 있으면 소독약 냄새를 5초 동안에 없애 버린다. 그 정

도로 야채즙은 커다란 힘을 가지고 있다. 말하자면, 화학 변화를 일으키는 것이다.

물음 : 자석으로 된 견비통 치료기를 사용하면 안 되는가.

답 : 그렇다. 그것을 사용하면 혈액 순환에 장애가 생긴다. 저주파 전기 치료기와 같다. 모든 말초신경이 마비되어 전신의 근육이 딱딱하게 굳어 버리는 사람도 있다. 그리고 심장의 근육에까지 영향을 미치므로 심장병을 일으키게 된다. 대부분 관절이 변형되어 버린다.

물음 : 칼슘제를 섭취하면 안 된다고 했는데, 그러면 우유를 마시는 것도 삼가야 하는가.

답 : 우유도 마찬가지다. 우유를 마셔도 칼슘은 섭취할 수 없다는 것은 잘 알려져 있다. 우유를 마시면 신장과 치아와 두뇌에 손상을 입는다. 우유를 많이 마시는 아이들 중에는 영리한 아이가 없다. 또한 동물의 젖인 우유를 마시면 지나치게 빨리 성장해 버린다는 것이다. 동물의 한 살은 인간의 다섯 살에 해당되며, 동물의 열 살은 인간의 쉰 살에 해당된다. 그러므로 동물의 젖으로 빨리 성장하게 되면 노화도 빨라진다. 요즘 들어 청소년들에게 성인병이 유행하고 있는데, 흰머리가 나고 치매증도 생긴다. 알츠하이머병이 급증한 것은 이러한 것에도 영향이 있다.

물음 : 금속으로 만든 액세서리를 몸에 지니거나 전기 치료를

받는 것은 왜 나쁜가.

답 : 사람의 몸에 저주파를 쬐이게 되면 근육조직이 그 저주파만 믿고 전혀 움직이지 않게 된다. 그러는 동안에 근육은 점점 굳어지고 마침내 관절이 구부러지기 시작한다. 이것이 바로 말초신경 마비인데, 일단 이렇게 되면 일생 동안 다시는 예전으로 되돌아갈 수 없게 되므로 몹시 위험하다.

물음 : 건강식품이 잘 팔리고 있는데, 그와 같은 건강식품이 과연 효과가 있는가.

답 : 건강에 좋다고 하는 식품을 자연식품이라는 이름 아래 다양한 유통 과정을 통해 판매하고 있다. 그러한 식품들을 우리 연구소에서 면밀히 분석한 결과 일반 상점에서 파는 물건보다도 더 독한 약물이 들어 있는 경우도 있었다. 계란의 경우 유정란이라고 해서 요오드가 함유되어 있는 값비싼 것이 있는데, 그것을 조사해 보면 약품이 검출되기도 한다. 금딱지를 붙였다고 해서 결코 좋은 것은 아니다. 그러므로 보통 계란을 먹어도 된다. 잘못하면 오히려 독한 약물을 먹는 셈이 되기 때문이다.

7

야채즙을 응용한 식단들

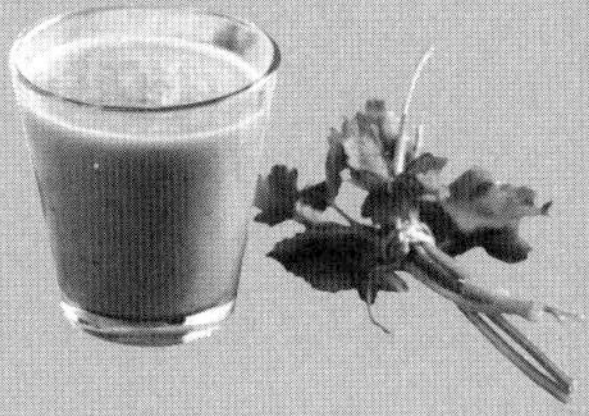

야채즙을 복용하자 몸에 활력이 생겼다

평론가, 워싱턴 존 윈커

내가 야채즙을 알게 된 것은 3년 전의 일이다. 당시 나는 10여 년 동안 꾸준히 스피드 워킹을 해왔기 때문에 건강에는 어느 누구 보다도 자신이 있었다. 평소 한 달에 수백 km를 걸었기 때문에 신체도 잘 단련되어 몸매를 자랑하는 편이었다.

하지만, 그 날은 원고 때문에 밤샘 작업을 했고, 90분 동안의 강연을 막 끝낸 뒤여서 나의 몸은 완전히 녹초가 된 상태였다. 이때 십년 지기 친구가 내 걸음걸이를 보고 이렇게 말했다.

"자네 몹시 피곤한 것 같군. 걸음걸이가 왠지 불안해 보이는데!"

그는 이렇게 말하면서 나에게 야채즙을 마셔 볼 것을 권했다.

그는 말기 암에 걸려 죽음의 문턱까지 갔던 친구가 야채즙으로 건강을 회복했다며, 그 효과를 확신했다.

나는 무 · 당근 · 우영과 같은 근채류는 땅 속에 함유된 미생물을 흡수하는 영양가 높은 야채이므로 효과가 있을지도 모른다고 생각하여 시험해 보기로 했다.

얼마 후 노만 워커 박사가 내 손톱과 발톱, 무릎 관절 부분을 살펴보고는 자각 증상이 없는 여러 가지 질병을 지적하였다. 그는 나에게 오른쪽 귀가 잘 들리지 않고, 왼쪽 눈에 백내장이 있으며, 간부전증과 당뇨병 등이 있다고 했다.

생각해 보니 내 몸 여기저기에 이상이 생길 만도 했다. 노화가 진행되고 피로가 축적되는 것은 당연한 일인데, 스피드 워킹만으로 신체의 모든 기관을 건강하게 유지한다는 것은 무리였을 것이다.

우선 3개월 동안 야채즙을 꾸준히 복용해 보기로 작정하고 하루에 약 900cc의 야채즙을 하루도 거르지 않고 마셨다. 아침에 360cc, 집에 돌아온 후에 540cc의 비율로 복용했다. 취재나 강연을 할 때도 야채즙을 보온병에 넣어 가지고 갔다.

한편 그의 지시대로 우유나 버터 · 치즈 · 육류 등은 절대 먹지 않았다.

야채즙을 복용하자, 소변을 자주 보게 되어 곤란했지만, 1주일 사이에 그와 같은 증상은 사라졌다. 그리고 한 달이 지나자 야채즙의 효과를 실감하기 시작했다. 체중이 2kg 정도 줄었고, 피부가 눈에 띄게 좋아졌다.

나는 야채즙을 복용하는 사람은 한눈에 알 수 있다. 얼굴이 윤기가 나며 몸에 탄력이 있으므로, 그가 야채즙

애호가임을 쉽게 알아볼 수 있다.

3개월 후에 노만 워커 박사를 만났을 때, 그는 내 걸음걸이를 보고 이렇게 말했다.

"걸음걸이뿐 아니라, 모든 증상이 좋아지신 것 같군요. 이제 야채즙을 매일 복용하지 않으셔도 됩니다. 그러나 걷기 운동은 계속하세요."

그의 말을 듣고 나는 몹시 기뻤다. 그리고 건강법 강연을 하는 사람들은 대체로 다른 건강법에 대해서는 트집을 잡기 일쑤인데, 유연한 사고를 가진 그의 태도에 감동했다.

건강 붐이 일어 흔히 실제 연령이 60세인 사람이 검사 결과 신체 나이가 30대라는 판정을 받으면 자만하기 쉬운데, 이는 어딘가 잘못된 것이라고 생각한다.

나는 올해 65세이지만, 65세인 사람은 그 나이에 맞는 건강을 유지해야 하지 않겠는가. 아무리 야채즙을 복용해도 65세 노인이 100m를 12초에 완주할 수는 없을 테니까 말이다. 하지만 100m를 20초에 완주했다고 해도, 끝까지 달릴 수 있는 체력을 유지할 수 있다는 데 더 큰 의미가 있다고 생각한다.

자신의 몸을 단련하여 연령에 맞는 체력을 유지하는 것은 매우 즐거운 일이다. 스피드 워킹을 한 후에도 기분이 무척 좋다. 지방 출장 중에 틈틈이 강이나 바닷가를 따라 걷는 일이 내겐 큰 즐거움이다. 그렇게 20분 정도 걸으면 어디서든

강이나 바다 냄새가 난다. 혈액 순환이 원활해지고 몸의 감각기관이 민감해진 탓인지도 모른다. 아무튼 야채즙을 복용한 결과라고 생각한다.

야채즙의 효과를 확신하게 된 나는 주위 여러 사람들에도 권장했는데, 야채즙을 꾸준히 복용한 사람이 있는 반면에 얼마 지나지 않아 중단하는 사람도 있었다.

계속하지 못하는 사람은 시간이 없다거나 맛이 없고, 냄새가 난다는 등 여러 가지 변명을 늘어놓았다. 그런 사람들은 다른 건강식품을 소개해도 실천하지 않을 것이다. 이와 반대로 조용히 실천하는 사람이 많은 것 같다.

내가 아는 한 여성의 양아버지가 요독증으로 매우 위험한 상태라고 해서 야채즙을 소개해 주었다. 그녀는 도시에서 좀처럼 구하기 어려운 무청이나 자연 건조시킨 표고버섯을 구하기 위해 동분서주했고, 마침내는 아버지에게 야채즙을 만들어 마시게 했다고 한다. 그 후 우연히 그녀를 만날 기회가 있었는데, 내게 이렇게 말하였다.

"선생님, 덕분에 아버지의 건강이 좋아지셨어요. 매일 산책도 하시고 이따금 정원 손질을 할 정도로 회복되셨어요."

그녀에게 야채즙을 권한 사람으로 무척 기뻤다.

나는 4만 평의 땅에서 유기농법으로 재배된 근채류와 자연 건조시킨 표고버섯을 야채즙으로 판매하고 있는 농산물

조합으로부터 그것을 주문하여 매일 복용하고 있다.

앞으로도 야채즙을 꾸준히 복용할 생각이다. 온몸으로 느끼는 상쾌함을 잊을 수 없기 때문이다.

야채즙 복용으로 체질이 바뀌었다

작가, 토머 위클리

나는 어렸을 때부터 병치레가 잦은 사람이었다. 간장을 비롯하여 신장이나 전립선 등 내장기관이 거의 손상되어 있었다. 그 중에서도 간장이 나빠서 최근 7~8차례나 대학병원에 입원했었는데, 3월에 퇴원한 후 친구의 권고로 야채즙을 알게 되었고, 그 때부터 아침 · 점심 · 저녁으로 나누어 하루에 세 차례씩 복용하였다.

그후 친구의 안내로 야채즙을 개발한 노만 워커 박사를 만났는데, 그는 그 자리에서 내 증상을 알아맞혔다. 참으로 놀라운 일이었다. 그래서 나는 박사의 지시대로 야채즙을 계속 복용하기 시작했다.

야채즙은 내가 직접 만들어 먹었는데, 하루에 필요한 양이 0.6ℓ 정도이므로 만들기가 어렵지는 않았다. 무청도 가능한 한 유기농으로 재배하는 농가에서 구입하여 3일분 정도를 미리 만들어 유리병에 보관해 두고 꾸준히 먹었다.

야채즙을 복용하기 시작한 지 3일째가 되자 기분이 상쾌하고 몸도 가벼워진 느낌이 들었다. 이전에는 몸의 여러 곳이 아픈 데가 많았는데 야채즙을 복용한 지 1개월쯤 지나자 그와 같은 증상이 사라졌다. 그리고 식욕도 되살아났다. 그래서 지금은 예전처럼 건강하게 생활하고 있다.

피부의 빛깔이 깨끗해지고 탄력이 생겼으며, 아침에도 쉽게 자리에서 일어날 수 있게 되었고 수면 시간도 단축되었다. 나는 평소에 술을 즐겨 마시는 편인데, 많이 마셔도 3~4시간만 자면 눈이 떠졌다. 무엇보다도 술을 마시다 보면 야채즙 복용을 게을리하게 되어 1주일 정도 즙을 거르면 금세 컨디션이 나빠졌다.

지금은 노만 워커 박사의 지시에 따라 식생활을 개선한 탓인지 불필요한 군것질은 생각만 해도 구역질이 날 정도이다.

워커 박사는 술이나 담배는 굳이 끊을 필요는 없지만 적당히 마시는 편이 좋다고 했다.

내 생각으로는 야채즙은 단순한 건강식품이 아니라 엄격한 약이라고 믿고 싶다. 나는 아픈 곳이 많았기 때문에 병원에서 처방해 준 약을 한 번에 20알 정도의 약을 복용해야만 했다.

그런데 야채즙을 복용하기 시작한 후로는 약물 복용을 모두 중단했다. 그리고 늘 복용하던 비타민제도 끊었다.

이젠 노만 워커 박사가 정해 준 복용 기간도 지났으므로 야채즙을 마시지 않는다.

당시 나는 병을 고치고 싶다는 간절한 미음에서 박사의 지시에 따랐고, 그리고 만족할 만한 결과를 얻었다. 야채즙으로 엄청난 효과를 본 것만은 분명하다.

피로감이 사라지고 컨디션이 향상되었다

케서린 로즈

나는 8년 동안 간호사로 일했는데 45세 이후에 건강이 갑자기 악화되고 보니 현대 의학에 대한 불신감과 질병에 대한 불안감이 점점 커졌다.

그 때문에 병원 치료를 중단하고 식이 요법이나 운동 요법으로 건강을 회복하려고 노력해 왔지만, 특별한 효과를 보지 못했다. 몸의 컨디션이 좀처럼 회복되지 않았을 뿐 아니라 심한 피로감을 느꼈다.

그러던 차에 야채즙에 관한 책을 읽고, 이것이야말로 내가 오랫동안 추구해 오던 건강법이라 생각하여 곧장 실천해 보았다.

야채즙을 마시기 시작한 지 1개월이 지난 지금, 부작용도 전혀 없으며 피로감도 완전히 사라졌다. 게다가 놀라울 정도로 젊어진 느낌이다. 아마도 이전에는 검사 결과에 나타나지 않았지만 위나 간장 · 췌장 · 신장 등의 기능이 저하되어 있었는지도 모른다.

하지만 야채즙을 마시고 나서 다시 태어난 느낌이다. 말로 표현할 수 없을 정도로 기쁘다. 더 많은 사람들이 야채즙 건강법으로 인해 진정한 삶의 기쁨을 맛볼 수 있기를 바란다.

불쾌감과 불면증이 사라졌다

헨리 포드

나는 야채즙을 복용하기 시작한 지 3개월밖에 되지 않았지만, 그 효과에 깜짝 놀랐다.

항상 혀에 백태가 끼어 있고, 그 위에 물이 고인 듯한 느낌이 들며, 일 년 내내 감기를 달고 살았다. 위의 상태가 좋지 않았기 때문에 야채즙을 복용할 수 있을까 하고 몹시 걱정했는데 복용하기 시작하자 그와 같은 염려도 어느새 사라져 버렸다.

이제까지 여러 가지 요법을 사용해 보았으나 모두가 일시적인 효과만 있을 뿐 완치되지는 않았다. 하지만 야채즙을 복용한 덕분에 올겨울에는 감기에 걸리지도 않았고, 백태도 사라졌으며, 눈도 한결 시원해졌다.

그 동안 병원에서 여러 가지 검사를 받았는데 이상이 없다는 것이었다. 그러나 나는 항상 몸이 무겁고 불쾌한 느낌이었다. 그런데 지금은 그와 같은 증상도 말끔히 사라졌고 즐겁고 건강하게 생활하고 있다. 그리고 저녁에도 편안히 숙면을 취할 수 있게 되었다. 앞으로도 야채즙을 꾸준히 복용할 생각이다.

숙취 해소에 탁월한 야채즙

TV 사회자, 윌리암 월터

나는 몸이 건강한 편이지만, 나이가 들자 여러 모로 건강에 신경이 쓰였다.

3년 전에 당뇨병을 앓은 적이 있었지만, 특별한 문제가 없었기에 그 후로도 식이요법을 하지 않고, 한 달에 한 번 정기 검진만 받아왔다. 2년 전에는 약물 부작용으로 간염에 걸린 적이 있으며, 그 후로는 약에 대한 공포증에 시달리기도 했다.

그 후 건강에 좋다는 것은 대부분 실천해 보았다. 하지만 원래 건강 마니아도 아닌데다가 너무 신경과민이 아닐까 하는 생각도 들었기 때문에 포기해 버렸다.

그런 중에 친구로부터 야채즙을 소개 받았다. 친구는 신뢰할 만한 사람이었기 때문에 나는 그를 믿고 복용해 보기로 했다.

아침 식사 전에 한 컵, 그리고 저녁에 두 컵씩 야채즙을 꾸준히 복용하였다. 그리고 우유도 가급적 자제하고 많이 걸으려고 노력하였다. 여행을 갈 때도 야채즙을 보온병에 넣어 가지고 갔다.

야채즙은 1주일에 한 번 만들고 있다. 야채에 묻은 흙을 제거하고 깨끗이 세척한 다음 필요한 용량만큼 유리로 된 냄비에 넣고 끓이면 된다. 그리고 야채 찌꺼기는 다른 요리에 넣어서 먹고 즙은 냉장고에 보관했다.

재료는 자연 재배한 것을 사용해야 하므로, 근처의 유기농 야채가게에서 구입하고 있다. 아직까지 몸의 컨디션이 좋아진 것 말고는 눈에 띄는 효과는 없다. 최근에는 술을 마셔도 좀처럼 취하지 않고 숙취도 사라졌는데, 어쩌면 야채즙을 복용한 덕일지도 모르겠다는 생각이 든다.

내가 야채즙을 계속해서 복용하는 이유는 어느새 그것이 습관이 되어 버렸기 때문이다. 약간 번거롭긴 하지만 아내가 내 건강을 염려해 준다는 사실에 감사하는 마음으로 매일 복용하고 있다.

한편 야채즙을 특별히 누군가에게 소개한 적은 없다. 다만 내가 진행하는 건강 관련 프로에서 야채즙을 소개한 적이 있는데 시청자들로부터 엄청난 반향을 불러일으켰다. 하루에 20~30건의 문의 전화가 쇄도했다. 여러 잡지에서도 이러한 사실이 소개되는 등 화젯거리가 되고 있을 정도다.

야채즙의 마니아가 되었다

염색공예가, 윌리엄 홀버트

나는 이제까지 무척 건강한 편이었다. 약을 복용하면 질병 치료에 어느 정도 효과를 볼 수 있겠지만, 몸에는 좋지 않다고 생각하는 편이다. 그 때문에 영양제나 비타민제, 그리고 건강식품 같은 것을 전혀 복용하지 않았다.

그런데 2년 전에 로스앤젤레스에 갔다가 감기에 걸렸는데 열이 나면서 몸 상태가 악화되자, 주위 사람들이 놀라는 것이었다.

그래서 병원을 찾아갔는데, 간호사가 여러 모로 친절하게 신경을 써 주었다. 그녀는 병원에 온 김에 간단한 검사를 받아 보는 것이 어떻겠느냐며 나를 설득했다. 검사를 받는데 많은 시간이 소요되는 것도 아니었으므로 간호사의 성의를 생각해서 흔쾌히 승낙했다. 검사 결과 심장에 가벼운 발작 증상이 있으며, 소변에 당이 배출된다는 사실을 알게 되었다.

특별한 자각 증상은 없었지만, 나이가 들었으니까 몸에 이상이 생길만도 하다며, 그때 처음으로 내 건강에 대해 생각하게 되었다.

주위 사람들이 주치의를 결정하라고 충고해서 어떻게 할까 고민하던 끝에 아는 사람이 노만 워커 박사에 관한 이야기를 전해 주었다.

워커 박사와 친분이 두터웠고, 나 역시 그를 몹시 신뢰하고 있었기 때문에 꼭 한번 만나게 해 달라고 부탁해서 박사를 만나게 되었다.

아내와 함께 워커 박사를 만났는데, 그는 내 손을 살펴보더니 내 증상을 알아맞혔다. 심장에 이상이 있고, 당뇨가 있는 것을 비롯해서 일곱 가지 질환을 지적했다.

더욱 놀라운 사실은 귀에 이상이 있어 입원한 적이 있는데, 그 사실을 정확하게 알아맞혔다.

그때 워커 박사로부터 야채즙을 권고 받아 지금까지 꾸준히 복용하고 있다.

야채즙을 만들 때는 한 번에 15컵 정도의 분량을 만들어 랩을 씌워 냉장고에 보관한다. 매일 5컵 정도를 마시니까 3일분인 셈이다. 그보다 아내가 나보다 더 열심이어서 야채즙이 떨어지면 난리가 날 정도이다.

야채즙의 효과는 정말 놀라웠다. 나는 투병 생활을 해 본 적은 없지만, 야채즙의 빼어난 효과를 실감할 수 있었다.

나는 염색 작업을 하기 때문에 손이 매우 거칠고 쭈글쭈글하여 남에게 보이는 것이 부끄러울 정도였는데, 야채즙을 복용한 지 6개월만에 손이 놀랍도록 부드러워졌다. 얼굴에 있던 검버섯도 깨끗이 사라졌다.

예전에는 머리를 빗을 때마다 머리카락이 한 움큼씩 빠져서 몹시 걱정했는데, 이제는 한 가닥도 빠지지 않았고 소변도 잘 배설할 수 있게 되었으며 식욕도 매우 왕성해졌다. 그리고 육식을 금하게 되었으며, 이제는 먹고 싶다는 생각조차 들지 않는다.

통풍과 담낭염을 고쳤다

배우, 케사린 스미스

나는 20년 전부터 통풍과 담낭염을 앓아 왔다. 고통이 매우 심했지만 꾹 참고 연기에 전념하여 왔다. 그러나 내가 출연한 화면을 보면 나도 모르게 발을 질질 끌고 있다는 것을 알 수 있었다.

마침 형사 역할을 맡고 있던 터라 좀 더 터프하게 연기해야 했다. 뭔가 특별한 조치를 취해야지 이대로는 도저히 안 되겠다는 생각에서 곧장 병원을 찾아갔더니, 의사가 "일단 식생활을 바꾸고 체질 개선을 하는 편이 좋겠다."고 조언해 주었다.

나는 그때까지 건강에 신경을 쓰지 않았는데, 이를 계기로 야채 위주로 식생활을 개선하였다. 그 덕분에 증상이 재발하는 일은 없었다. 통풍은 재발하는 경우가 많은데, 식생활을 개선한 덕분에 방지할 수 있었다.

지금도 한 달에 한 번 정기 검진을 받지만, 혈압이 약간 높은 것 말고는 별다른 이상은 없다. 무엇보다도 10년 전부터 매일 1시간 정도 걷는 운동을 해왔는데, 이것이 매우 효과가 있었던 것 같다.

우연히 아는 사람이 야채즙이 몸에 좋다며, 내게 보내

주어서 시험 삼아 복용해 보았다. 1주일에 한 번씩 한 컵 정도를 마시고 있는데, 그다지 맛이 좋진 않지만 앞으로도 꾸준히 복용할 생각이다.

야채즙은 약이 아니므로 크게 신경 쓸 필요도 없고, 나 또한 건강식품 마니아가 아니기 때문에 조금씩 복용해 보려고 한다. 최근에 야채즙 붐이 일고 있는 것을 보면 틀림없이 좋은 효과가 있으리라 생각한다.

종양의 고통에서 해방되었다

배우, 로버트 마리

오래 전부터 몸에 좋은 야채즙에 대한 이야기는 많이 들었지만, 무청을 구하는 일이 매우 성가셔서 복용하지 않았다. 나는 위 수술을 받은 적이 있는데, 1년에 한 번씩 정기 검진을 받을 때마다 의사로부터 위에 종양이 생길 수 있으니 주의해야 한다는 말을 들어왔다.

이때 야채즙이 떠올랐다. 그래서 곧바로 복용하기 시작했다. 남편도 함께 복용했는데 소변을 잘 배설한다는 말을 듣고 야채즙 덕분이라 생각하여 77세인 어머니에게도

드시게 했다. 어머니는 얼굴에 짙은 기미가 끼어 있었는데, 야채즙을 드신 후부터는 기미가 어느 정도 엷어졌다.

남편도 손등과 얼굴에 얼룩이나 점 같은 것이 많았는데, 야채즙을 복용하자 그런 것이 깨끗이 사라졌다. 야채즙은 혈액을 정화하여 신진 대사를 촉진시킨다고 한다.
무엇보다도 몸이 젊어진다고 하는데, 나 역시 실감하였다.

야채즙을 반년만 복용하면 종양 같은 것은 걱정이 없다고 해서 꾸준히 복용했다. 그 덕분에 지금은 완전히 건강에 자신을 갖게 되었다.

야채즙의 놀라운 효과를 체험한 가족들은 친척들에게도 복용을 권했다. 그러자 당뇨병으로 고생하고 있던 조카가 야채즙을 먹기 시작했는데 2개월이 지나자 혈당치가 내려가더니 정상 수치로 돌아와서 지금은 완전히 건강을 회복했다. 의사도 이와 같은 일에 몹시 의아해 하였다.

야채즙을 어머니가 만들어 주시는데, 큰 냄비에 야채를 가득 채우는 것도 매우 힘든 일이라고 생각한다. 우리 집에서는 야채즙을 만들고 난 찌꺼기를 고기와 함께 삶아서 고양이에게 먹이고 있다.

야채즙을 만들 때 가장 어려운 일은 무청을 구한 일이다. 슈퍼에서 파는 무는 잎이 잘려 있기 때문에 무청이 붙어 있는 무를 사기가 무척 힘이 들기 때문에 야채가게에서 구입하고 있다.

일 때문에 한 달 정도 프랑스에 갔을 때 나는 야채즙의 맛을 그리워했다. 현재는 야채즙을 아침에 한 컵씩 복용하고 있다. 처음에는 하루에 540cc 정도를 복용했는데, 지금은 360cc 정도로 양을 줄였다.

야채즙을 반년쯤 복용한 덕분에 최근에 위내시경 검사 결과 종양이 전혀 발견되지 않았다. 야채즙을 복용하고 있는 한 질병에 쉽게 걸리지 않으리라고 확신한다.

C형 간염을 완치했다

윌리암 그레고리(워싱턴)

어느 여름날, 나는 워싱턴에서 노만 워커 박사의 강연을 들은 적이 있었는데, 그때 내 아내는 그에게 개인지도를 받았다.

당시 나는 C형 감염으로 인터페론을 1주일에 세 차례씩 30회 정도 맞고 있었는데, 마침 박사의 강연을 듣게 된 것이다.

강연 후 주치의에게 야채즙 요법을 실시하고 싶어서 인터페론 치료를 중단하겠다고 말했다. 그리고 경과를 알아보기 위해 정기적으로 검사를 받았다.

한 달에 한 번 혈액 검사를 받았는데, 9월에는 간염 수치가 오르더니 10월이 되자 정상으로 돌아왔다. 주치의도 어떻게 이럴 수가 있느냐며 몹시 의아해 했다. 나는 야채즙밖에 복용한 것이 없다고 말해 주었다.

아내는 어렸을 때부터 코가 잘 막히고 불면증이 있었으며, 어른이 된 후로는 알레르기성 비염이라는 진단을 받고 온갖 치료를 받아 왔다. 하지만 효과는 없었고 상태는 더욱 악화될 뿐이었다.

그러나 야채즙을 복용하기 시작한 후로는 통증이 사라졌다. 이때 워커 박사는 아내에게 완치될지 보장할 수는 없지만 1년 정도 야채즙을 꾸준히 복용해 보라고 권했는데, 야채즙을 복용한 지 불과 3개월 만에 증상이 90% 이상 개선되었다, 아내는 새로운 인생을 살게 된 것 같다며 매우 기뻐하였다.

현재 나는 하루에 야채즙을 800~1,000cc를 마시는데, 아침에 일어나자마자 150cc를 혼합하여 마시고 있다. 한편 아내는 하루 600~800cc 정도의 야채즙을 나누어 복용하고 있다.

병원에서 처방 받은 약을 몇 년 동안이나 복용해도 아무런 변화가 없었는데, 야채즙을 마시기 시작하자 2개월만에 정상치로 되돌아왔다. 정말 놀라운 일이었다. 야채즙의 효과가 널리 알려져 보다 많은 사람들이 나와 같은 회복의 기쁨을 누릴 수 있기를 바란다.

항암제 부작용을 줄였다

헨리 버들리(시카고)

며느리가 폐암 선고를 받아 걱정하고 있던 터에 아는 사람의 소개로 야채즙의 효능을 알게 되었다. 그래서 곧장 필요한 야채를 구입하여 조리법대로 만들어서 며느리에게 복용하도록 하였다.

암 선고를 받고 입원하여 치료가 시작될 때까지 1개월 가량 검사가 계속되었으며, 그 동안에도 며느리는 하루도 거르지 않고 야채즙을 복용했다. 덕분에 항암 치료를 받아도 구역질을 하거나 머리카락이 빠지는 등의 부작용이 나타나지 않았다.

그 후로 엑스레이 사진을 찍은 결과 암세포가 작아졌다고 했다. 그 말을 듣고 기뻐서 눈물이 날 정도였다. 게다가 며느리는 두 번째 항암 치료를 받기 시작했는데, 그 전보다 다소 힘이 든 것 같았지만 꿋꿋하게 잘 견뎌 냈으며, 얼마 후에 퇴원까지 하게 되었다.

퇴원하여 집으로 돌아온 후로도 며느리에게 하루도 거르지 않고 야채즙을 복용시키고 있다. 야채즙을 만드는 일은 내 담당이므로 나도 함께 먹고 있다.

그동안 며느리에게 맡겼던 집안일을 내가 도맡아 하게 되어 몹시 바쁘게 생활하지만, 야채즙의 덕분에 전혀 피로를 느끼지 않을 뿐 아니라, 오히려 예전보다 건강해진 느낌이다.

처음엔 막연하게 시작했는데, 야채즙의 효과를 직접 체험하면서 그 위력에 감탄하게 되었고 앞으로도 계속 며느리와 함께 복용할 생각이다.

야채즙으로 폐암을 극복하다

헨리 롯치(보스턴)

폐암 말기인 동서가 수술을 받았다. 림프선으로 전이된 암세포를 제거하지 못하고 항암제를 1회 투여했지만, 전혀 효과가 없어서 내가 류머티즘 치료를 위해 복용하던 야채즙을 권했다.

본인도 암이라는 사실을 알고 있었으므로 워커 박사의

책을 반복해서 읽어보더니 야채즙을 복용하기 시작했다.

11월 1일부터 야채즙을 0.7ℓ씩 복용하기 시작했고, 11월 3일에 퇴원했다. 그 후로는 병원에서 처방해 준 약은 전혀 복용하지 않고, 오직 야채즙만을 복용하고 있다.

퇴원 전에는 사타구니와 허벅지 엉덩이 등에 심한 통증을 호소했기 때문에 혹시 암이 전이되지 않았을까 몹시 걱정했는데, 집에 돌아와 진통제 뽑을 중단하고 야채즙을 마신 지 1주일이 지나자 통증이 사라졌다.

항암제 치료를 받을 때 동서의 병세는 나날이 악화되었다. 나는 '동서가 이대로 병원에서 죽는 게 아닐까?' 하고 생각될 정도였다.

그러나 야채즙을 꾸준히 복용한 결과 지금은 완전히 건강을 회복했으며, 12월 2일에 받은 혈액 검사 결과도 모두 정상으로 나타났다. 백신 주사를 맞으러 집 근처의 병원에 갔었는데, 담당 의사도 동서의 건강한 모습을 보고 깜짝 놀랐다. 가족들의 기쁨 이루 말할 수 없었다.

지금도 노만 워커 박사의 책을 보물처럼 소중히 여기며 자주 반복해서 읽고 있다.

그리고 우리 집에 또 다른 엄청난 변화가 생겼다. 10년 동안 간장이 나빠서 치료를 받아 오다가 최근에 간암 판정을 받은 어머니가 동서의 회복을 지켜본 후로 야채즙을 복용하기 시작했다.

그 전에도 어머니에게 야채즙을 권했으나 오랫동안 낫지 않던 병이 그 따위 즙 정도로 나을 리가 없다며 복용하지 않으셨다. 어머니가 야채즙을 복용하신 지 얼마 후 다시 한 번 치료를 위해 검사를 받은 결과 암세포가 완전히 사라진 것으로 나타났다.

야채즙을 개발한 노만 워커 박사께 진심으로 감사드린다. 또한 야채즙으로 인해 보다 많은 사람들이 질병으로부터 해방되기를 바란다.

놀랄 정도로 혈소판이 증가했다

로버트 다그라스(신시내티)

작년에 친구의 소개로 야채즙의 건강법을 알게 되었고, 곧장 조리 방식에 따라 즙을 만들어 복용하였다. 그러고 나서 그 효과에 깜짝 놀랐다. 대학병원에 입원했을 때 42,000개 정도였던 혈소판 수가 무려 98,000개까지 늘어났기 때문이다.

처음에는 아내가 식사 전에 매일 야채즙 한 컵을 테이블 위에 올려놓아서 어쩔 수 없이 마셨지만, 이제는 야채즙이 없으면 식사를 할 수 없을 정도가 되어 버렸다.

지난 3월에 기관지 확장증으로 아버지를 잃었고, 어머니는 직장암 진단을 받으셨지만, 다행히 수술에 성공하여 건강을 회복하였다. 하지만 '야채즙을 빨리 알았다면, 아버지도 좀 더 오래 사실 수 있었을 텐데' 하는 안타까움을 금할 수 없다.

야채즙을 복용하고 몸이 좋아진 나는 요즘 매일 상쾌한 기분으로 생활하고 있다. 어머니는 직접 여러 가지 일을 하실 정도로 건강을 회복하셨다. 가족들이 놀랄 정도로 건강해지셨기 때문에 집안 분위기가 무척 밝아졌다.

나는 워커 박사의 가르침대로 가급적 고기는 적게 먹을 생각이다.

혈압과 간 기능이 개선되었다

로버트 존(콜로라도)

50세 되던 해에 나는 아내를 암으로 잃었다. 나와 두 아이를 남겨 두고 아내는 세상을 떠났다. 1년 몇 개월에 걸친 투병 기간 동안, 나는 아내를 간호하기 위해 자영업을 휴업하고 함께 투병 생활을 시작했다. 하지만 그런 보람도 없이 아내는 세상을 떠나 버렸다.

그로부터 얼마 후 나는 '암과 치매'를 테마로 한 노만 워커 박사의 강연에 참석할 기회가 있었다. 그 강연을 통해서 야채즙의 효능을 알게 되었다.

아내가 투병 중일 때라면 모르지만, 이미 세상을 떠나 버렸는데, 이제 와서 무슨 소용이 있겠어? 라고 생각하며 처음에는 그 효과를 반신반의했다.

하지만 수십 일 사이에 말기암을 완전히 극복했다는 사람들을 만나 그들의 체험담을 듣게 되자 야채즙을 직접 만들어 보고 싶어졌다.

나는 여러 시행착오를 거듭한 끝에 야채즙을 만들어 냈다. 그리고 혈압과 간장병으로 입원했던 적이 있었기에 속는 셈치고 그것을 복용했다. 그런데 야채즙을 복용하기 시작한지 이틀이 지나자 신체에 이상스런 변화를 느꼈다.

야채즙을 복용하기 시작한 지 2주일 뒤에 여러 가지 검사를 받아 본 결과 혈압은 정상치로 돌아왔으며, 간 기능도 상당히 개선되어 있었다.

야채즙의 효과를 확신한 나는 친구들과 주위 사람들에게 적극적으로 권했는데, 그 결과는 나 자신도 놀랄 정도였다.

좀 더 빨리 야채즙을 알았더라면 아내의 목숨을 구할 수 있었을지도 모른다는 생각에 더욱 안타까울 뿐이다.

간암을 완치하고 새 생명을 얻었다

캔 노트(일리노이주)

나는 캘리포니아 회원제 리조트 호텔의 관리업무를 담당하고 있는 직원이다.

최근 몇 년 사이에 '간경변이라고 생각하고 있었는데 검사 결과 간암이었다.' 혹은 '당뇨병 합병증으로 백내장이 생겼다'고 하는 회원이 급증했다.

대부분 60세 정도가 되면 신체에 이상이 나타나는데, 그렇게 질병으로 고통 받고 있는 회원들을 어떻게든 도울 방법이 없을까 하고 고심하던 차에 아는 사람으로부터 노만 워커 박사의 건강연구소에 관한 이야기를 듣게 되었다.

가을 어느 날 우리 호텔 회원 중에

"이제 여기 올 수 없을지도 모르겠군. 하지만 나는 암 따위에 굴복하고 싶지 않아!"

라는 말을 남기고 떠난 65세의 신사분이 계셨다.

그는 승용차를 몹시 좋아하는 분이었는데, 최근에는 건강이 악화되어 항상 기사의 부축을 받아야 움직일 수 있을 정도로 무척 건강이 좋지 않았다.

그는 간암으로 내년 봄까지 살 수 있을지 장담할 수 없다고 했다. 그는 수많은 고생을 겪은 끝에 경제적으로

풍요를 누리게 된 분이었다. 그리고 항상 겸손하고 적극적인 자세로 사업을 하던 활달한 성격의 소유자로 평소에 내가 존경해 오던 터라 하루빨리 그가 건강을 되찾기를 진심으로 기원했다.

그러던 어느 날, 그가 내게 전화를 걸어왔다. 몸이 좋아졌으니 한번 들르겠다는 것이었다. 유기농 야채를 사용한 특별식을 준비하고, 그를 맞으러 나가자 밝은 미소를 지으며 차에서 내렸다. 그는 워싱턴에서 이곳까지 직접 운전하고 왔다고 했다. 얼굴색도 좋아졌고, 걸음걸이도 무척 건강해 보였다.

나는 깜짝 놀라서 어리둥절한 표정으로 그 이유를 물어 보았더니, 그는 웃으며 이렇게 말했다.

"야채즙 덕분일세."

요즘 그는 스포츠카를 타고 전국을 돌아다니며 새를 촬영하고 있다고 한다. 전보다 더욱 건강해진 것 같아 "혹시 꾀병 아니셨어요?"라고 농담을 할 정도이다. 여생이 1년밖에 남지 않았다고 선고했던 담당의사도 그저 의아해 할 뿐이라고 한다.

이것이 모두 워커 박사의 '야채즙 건강법' 덕분이라고 하니 그저 놀라울 뿐이다. 이 건강법이 널리 알려져 더욱 많은 사람들이 도움을 받았으면 좋겠다.

전립선암이 회복되었다

헨리 마리(테네시 주)

어느 고속도로 휴게소에서 할인판매 중인 책을 고르다가 야채즙 건강법에 대한 책이 눈에 띄어 사게 되었는데, 쉽게 읽어지지는 않는 부분이 있었다.

그러던 중에 가을, 친정아버지께서 전립선암 말기라는 진단을 받았다. 의사는 얼마나 더 생존할 수 있을지 모른다고 했다.

당시 86세이시던 친정아버지는 3년 먼저 세상을 떠난 어머님께 "나도 3년 후에 가겠노라."고 말했던 게 생각 나신다며 때가 되었으니 하나님께서 부르신다면 거부하지 않겠노라고 말씀하셨다.

그러나 자식된 도리를 다하는 마음으로 수술로 좋아질 수 있다면 수술을 해야 한다 생각하여 의사와 의논했지만 부정적인 대답뿐이었고, 친정아버지 역시 수술은 받지 않겠다고 하셨다. 그때에 갑자기 '야채즙'이라는 단어가 떠올랐다.

나는 고속도로 휴게소에서 구입했던 야채즙 건강법에 대한 책을 밤을 새워가며 완독하였다. 그 책을 읽으면서 야채즙이 친정아버지를 병상에서 일어나게 할 수 있을 거라는 확신이 생겼다. 그래서 나는 15년 동안 단골로 다니며 거래했던 무공해 야채 가게에서 재료를 구입하여 야채즙 1주일 분량을 만들어 친정아버지께 갖다 드렸다.

그렇게 4개월 정도 지속적으로 야채즙을 만들어 드렸다. 그러나 친정아버지는 열심히 드시는 편이 아니었고, 다른 약들까지 포함해서 복용하는 것이 너무 많다며 꺼려하시기에 야채즙을 중단하고 말았다.

그 후로 날이 갈수록 친정아버지의 건강은 악화되어 불면증 · 식욕부진 · 소화불량 · 잦은 배뇨 등으로 몹시 힘겨워 하셨다. 그리고 호흡도 빨라지고 위장의 통증으로 병원 응급실 출입이 잦았다. 병원에 입원해 정밀 검사를 받아보니 장 출혈이라는 결과가 나왔다.

결국 1주일만에 퇴원하셨으나 점점 희망의 불이 꺼져가는 모습을 옆에서 지켜보면서 몹시 마음이 아팠다. 키도 줄어들고 얼굴도 마르고 주름이 많아지고 하체도 힘이 줄어 곧잘 넘어지고 말씀하실 때도 목소리가 새는 소리가 났다. 외출할 때에는 소변 조절이 안 되어서 화장실을 찾다가 실수하시기까지 했다.

1개월 동안 1일 3~4회 야채즙을 복용하면 암세포 활동이 중지되고, 3개월을 지속하면 암세포가 죽으며, 12개월을 드시면 암세포와는 평생 동안 무관하게 된다는 이 세 가지의 효과를 얻는다는 내용을 상세히 말씀드리고 다시 야채즙을 하루도 거르지 않고 꾸준히 드실 것을 강력히 권했더니 마침내 승낙하셨다. 나는 곧바로 야채즙을 주문하여 드시게 했다.

처음 1개월 동안은 하루에 3~4회 드셨다. 처음 1주일을 드시자 밥맛이 꿀맛이며 불면증도 사라졌다고 하셨다. 4주를 드시자 소변 조절이 가능해졌고 다리에도 힘이 생겨서 날마다 아침에 4,000~5,000보씩 걷기 운동을 하신다고 했다.

그러나 친정아버지께서 2개월째부터는 야채즙을 드시는 일을 소홀히 하고 계신다는 것을 알게 되었다. 그와 반면에 건강이 악화되고 있음을 발견하였다.

나는 다시 친정아버지께 야채즙 복용을 간곡히 말씀드렸다. 그런데 어디서 들으셨는지 다른 암은 다 고쳐도 전립선암은 못 고친다고 하셨다. 전립선암은 나이가 들면 누구나 흔히 걸리는 병이라며 상당히 부정적으로 생각하고 계셨다.

다시 복용을 권하는 나에게 아버지는 "그것을 먹으면 정말로 전립선암도 나을 수 있느냐!"고 물으셨다. 그래서 나는 하루에 3번씩 드실 것을 적극적으로 권하였다.

친정아버지께서는 다시 열심히 야채즙을 복용하셨고, 그로부터 50일이 지나자 배에 힘이 생겨서 찬송가도 힘있게 부를 수 있다며 좋아하셨다. 아침마다 9,000보 정도

걸으신다고 아침 문안 전화 때마다 자랑하셨다. 그리고 언니가 방문하여 친정아버지의 건강해진 모습을 보고 깜짝 놀라며 그 비결이 야채즙에 있었다는 사실을 알고 1개월 분에 해당하는 돈을 놓고 갔다고까지 하셨다.

교인들도 최근 친정아버지의 건강해진 모습을 보고 놀라워한다고 자랑스럽게 말씀하셨다.

이제 친정아버지께서는 야채즙에 대해서 긍정적으로 바뀌셔서 적극적인 태도다. 형제들이 돌아가면서 경비를 부담하기로 했다는 사실을 아버지께 말씀드렸더니 매우 흐뭇해 하시며 더 열심히 드시는 모습을 보면 너무 기쁘고 감사하다. 지금은 건강했을 때의 옛 모습을 되찾으셨다.

요즘 친정아버지께서는 과식은 고통을 초래한다는 것을 몸소 체험하시자 소식을 하시며 야채와 콩을 많이 섭취하고 계신다. 연세가 87세인데 검은 머리카락이 많아지고 있다.

이 글을 좀 더 시간을 두고 쓰려 했으나 하루라도 빨리 더 많은 사람들에게 알려서 도움을 주고 싶었다. 아무쪼록 이 글을 통해서 많은 환자들이 희망과 용기를 얻기 바란다.

기적의 야채즙 건강법

초판 인쇄 2019년 2월 10일
재판 발행 2019년 11월 15일

노만 워커 / 다테이시 가즈 공동지음
홍석연 편역
홍철부 발행

펴낸곳 문지사
등록 제25100-2002-000038호
주소 서울특별시 은평구 갈현로 312
전화 02)386-8451/2
팩스 02)386-8453

ISBN 978-89-8308-540-5 13510

값 15,000원